全民科学素质行动
计划纲要书系

社区科普书系

人生必须知道的健康知识

科普系列丛书

乳腺健康

关爱乳房 远离病痛

GUANAI RUFANG YUANLI BINGTONG

郑静晨 总主编

徐 红 主 编

U0189125

中国科学技术出版社

·北 京·

图书在版编目（CIP）数据

乳腺健康：关爱乳房 远离病痛/徐红主编. —北京：中国科学技术出版社，2016.3

（人生必须知道的健康知识科普系列丛书/郑静晨总主编）

ISBN 978-7-5046-7097-7

Ⅰ.①乳… Ⅱ.①徐… Ⅲ.①乳房疾病—诊疗 Ⅳ.①R655.8

中国版本图书馆CIP数据核字（2016）第030383号

策划编辑	徐扬科　谭建新
责任编辑	黄爱群
责任校对	凌红霞
责任印制	马宇晨
封面设计	周新河
版式设计	潘通印艺文化传媒·ARTSUN

出版发行	中国科学技术出版社
地　　址	北京市海淀区中关村南大街16号
邮　　编	100081
发行电话	010-62103130
传　　真	010-62179148
投稿电话	010-62176522
网　　址	http://www.cspbooks.com.cn

开　　本	720mm×1000mm　1/16
字　　数	240千字
印　　张	15
印　　数	1—10000册
版　　次	2016年6月第1版
印　　次	2016年6月第1次印刷
印　　刷	北京东方明珠印刷有限公司

书　　号	ISBN 978-7-5046-7097-7 / R·1873
定　　价	42.00元

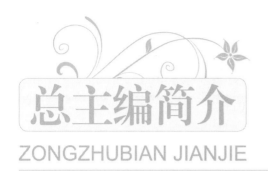

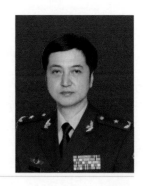

郑静晨，中国工程院院士、国务院应急管理专家组专家、中国国际救援队副总队长兼首席医疗官、中国武警总部后勤部副部长兼武警总医院院长，中国武警总医院现代化医院管理研究所所长。现兼任中国医学救援协会常务副会长、中国医院协会副会长、中国灾害防御协会救援医学会副会长、中华医学会科学普及分会主任委员、中国医院协会医院医疗保险专业委员会主任委员、中国急救复苏与灾害医学杂志常务副主编等，先后被授予"中国优秀医院院长""中国最具领导力院长"和"杰出救援医学专家"荣誉称号，2006年被国务院、中央军委授予一等功。

"谦谦为人，温润如玉；激情似火，和善如风"和敬业攀登、意志如钢是郑静晨院士的一贯品格。在他带领的团队中，秉承了"特别能吃苦、特别能学习、特别能合作、特别能战斗、特别能攻关、特别能奉献"的六种精神，瞄准新问题、开展新思维、形成新思路、实现新突破、攻克前进道路上的一个又一个堡垒，先后在现代化医院管理、灾害救援医学、军队卫勤保障、医学科学普及、社会公益救助等领域取得了可喜成就。

在现代化医院管理方面，凭借创新思维实施了"做大做强、以优带强"与"整体推进、重点突破"的学科发展战略，秉承"不图顶尖人才归己有，但揽一流专家为我用"的广义人才观，造就了武警总医院在较短时间内形成肝移植外科、眼眶肿瘤、神经外科、骨科等一批知名学科，推动医疗技术发展的局面。凭借更新理念，实施"感动服务""极致化服务"和"快捷服务补救"的新举措，通过开展"说好接诊一句话，温暖病人一颗心"和"学习白求恩，争当合格医务人员"等培训，让职业化、标准化、礼仪化走进医院、走进病区，深化了卫生部提出的开展"三好一满意"活动的实践。凭借"他山之石可以攻玉"的思路，在全军医院较先推行了"标杆管理""精细化管理""落地绩效管理""质量内涵式管理""临床路径管理"和"研究型医院管理"等，有力地促进了医院的可持续发展。

在灾害救援医学领域，以重大灾害医学救援需求为牵引，主持建立了灾害救援医学这门新的学科，并引入系统优化理论，提出了"三位一体"救治体系及制定预案、人员配备、随行装备、技能培训等标准化方案，成为组建国家和省（市）救援体系的指导性文件。2001年参与组建了第一支中国国际救援队，并带领团队先后十余次参加国内外重大灾害医疗救援，圆满完成了任务，为祖国争得了荣誉，先后多次受到党和国家领导人的接见。

在推广医学科普上，着眼于让医学走进公众，提高公众的科学素养，帮助公众用科学的态度看待医学、理解医学、支持医学，有效贯通医患之间的隔阂。提出了作为一名专家、医生和医务工作者，要承担医学知识传播链中"第一发球员"的神圣职责，促使医、患"握手"，让医患关系走向和谐的明天。科普是一项重要的社会公益事业，受益者是全体公民和整个国家。面对科普队伍严重老龄化，科普创作观念陈旧，运行机制急功近利等现象，身为中华医学会科学普及分会主任委员，他首次提出了"公众健康学""公众疾病学"和"公众急救学"等概念，并吸纳新鲜血液，培养年轻科普专家，广泛开展学术活动，利用电视和报纸两大载体，加强对灾害救援、现场急救、科技推广、营养指导、健康咨询等进行科普宣传，极大地提高了我国公众的医学科学素养。

在社会公益救助方面，积极响应党中央、国务院、中央军委的号召，发扬人民军队的优良传统，为解决群众"看病难、看病贵"及构建和谐社会，自2005年武警总医院与中国红十字会在国内率先开展了"扶贫救心"活动，先后救助贫困家庭心脏病患儿2000余人。武警总医院由此获得了"中国十大公益之星"殊荣，郑静晨院士获得全国医学人文管理奖。2001年，武警总医院与中华慈善总会联手启动了"为了我们的孩子——救治千名少数民族贫困家庭先心病患儿"行动，先后赴新疆、西藏少数民族地区开展先心病儿童筛查，将有手术适应证的患儿转运北京治疗，以实际行动践行了党的惠民政策，密切了民族感情，受到中央多家主流媒体的跟踪报道。

"书山有路勤为径，学海无涯苦作舟。"郑静晨院士勤奋好学、刻苦钻研，不仅在事业上取得了辉煌成就，在理论研究、学术科研领域也成绩斐然。先后主编《灾害救援医学》《现代化医院管理》《内科循证诊治学》等大型专著5部，发表学术论文近百篇，先后以第一完成人获得国家和省部级科研成果二等奖以上奖7项，其中《重大自然灾害医疗救援体系的创建及关键技术、装备研发与应用》获得国家科技进步二等奖，《国际灾害医学救援系列研究》获得华夏高科技产业创新一等奖，《国内国外重大灾害事件中的卫勤保障研究》获得武警部队科技进步一等奖等。目前，还承担着多项国家、全军和武警科研课题，其中"各种自然灾害条件下医疗救援队的人员、装备标准化研究"为国务院指令性课题。

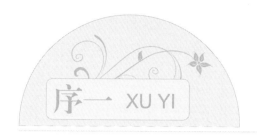

　　健康是人类的基本需要，人人都希望身心健康。世界卫生组织公布的数据表明，人的健康和寿命状况40%取决于客观环境因素，60%取决于人体自身因素。长期以来，人们把有无疾病作为健康的标准。这个单一的健康观念仅关注疾病的治疗，而忽视了疾病的预防，是一种片面的健康观。

　　在我国，人口老龄化及较低的健康素养教育水平，构成了居民疾病转型的内在因素，慢性非传染性疾病已经成为危害人民健康的主要公共卫生问题，其发病率一直呈现明显上升趋势。据统计，在我国每年约1000万例各种因素导致的死亡中，以心血管疾病、糖尿病、慢性阻塞性肺病和癌症为主的慢性病所占比例已超过80%，已成为中国民众健康的"头号杀手"。慢性病不仅严重影响社会劳动力的发展，而且已经成为导致"看病贵""看病难"的主要原因，由慢性病引起的经济负担对我国社会经济的和谐发展形成越来越沉重的压力，考验着我国的医疗卫生体制改革。

　　从某种层面理解，作为一门生命科学，医学是一门让人遗憾的学科，大多数疾病按现有的医学水平是无法治愈的。作为医生该如何减少这样的困境和尴尬？怎样才能让广大普通老百姓摆脱疾病、阻断或延缓亚健康而真正享受健康的生活？众所周知，国家的繁荣昌盛，离不开高素质的国民，离不开科学精神的浸染；同样，医学科学的进步和疾病预防意识的提升，需要从提高民众的医学科普素质入手。当前，我国民众疾病预防意识平均高度在世界同等国家范围内处于一个较低水平，据卫生部2010年调查结果显示，我国居民健康素养水平仅为6.48%，其中居民慢性病预防素养最低，在20个集团国中排名居后。因此，我们作为卫生管理者、医务工作者，应该努力提高广大民众的医学科学素养，让老百姓懂得疾病的规律，熟悉自我管理疾病的知识，掌握改变生活方式的技巧，促进和提高自我管理疾病的能力，逐步增强疾病预防的意识，这或许是解决我国医疗卫生体系现在所面临困境的一种很好的方式。中华医学会科学普及分会主任委员郑静晨院士领衔主编的《人生必须知道的健康知识科普系列丛书》，正是本着这样的原则，集诸多临床专家之经验，耗时数载，几易其稿，最终编写而成的。

这套医学科普图书具有可读性、趣味性和实用性，有其鲜明的特点：一是文字通俗易懂、言简意赅，采取图文并茂、有问有答的形式，避免了生涩的专业术语和难解的"医言医语"；二是科学分类、脉络清晰，归纳了专家经验集锦、锦囊妙计和肺腑之言，回答了医学"是什么？""为什么？""干什么？"等问题；三是采取便于读者查阅的方式，使其能够及时学习和了解有关医学基本知识，做到开卷有益。

我相信，在不远的将来，随着社会经济的进步，全国人民将逐步达到一个"人人掌握医学科普知识，人人享受健康生活"的幸福的新阶段！

中国医院协会会长　　黄洁夫

二〇一二年七月十六日

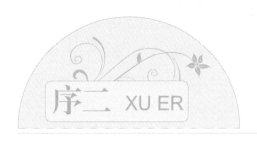

科普——点燃社会文明的火种

科学,是人类文明的助推器;科学家,是科学传播链中的"第一发球员"。在当今社会的各个领域内,有无数位卓越科学家和科普工作者,以他们的辛勤劳动和聪明智慧,点燃了社会文明的火种,有力地促进了社会的发展。在这里,就有一位奉献于医学科普事业的"第一发球员"——中华医学会科学普及分会主任委员郑静晨院士。

2002年6月29日,《中华人民共和国科学技术普及法》正式颁布,明确了科普立法的宗旨、内容、方针、原则和性质,这是我国科普工作的一个重要里程碑,标志着科普工作进入了一个新阶段。2006年2月6日,国务院印发了《全民科学素质行动计划纲要(2006—2010—2020年)》(以下简称《科学素质纲要》)。6年来,《科学素质纲要》领导小组各成员单位、各级政府始终坚持以科学发展观为统领,主动把科普工作纳入全民科学素质工作框架之内,大联合、大协作,认真谋划、积极推进,全民科学素质建设取得了扎扎实实的成效。尽管如此,我国公民科学素质总体水平仍然较低。2011年,中国科协公布的第八次中国公民科学素养调查结果显示,我国具备基本科学素养的公民比例为3.27%,相当于日本、加拿大和欧盟等主要发达国家和地区在20世纪80年代末、90年代初的水平。国家的繁荣昌盛,离不开高素质的国民,离不开科学精神的浸染。所以,科普从来不是纯粹的科学问题,而是事关社会发展的全局性问题。

英国一项研究称,世界都在进入"快生活",全球城市人走路速度比10年前平均加快了10%,而其中位居前列的几个国家都是发展迅速的亚洲国家。半个多世纪以前，世界对中国人的定义还是"漠视时间的民族"。而如今，在外国媒体眼中，"中国人现在成了世界上最急躁、最没有耐性的地球人"。

人的生命只有一次，健康的生命离不开科学健康意识的支撑。在西方发达国家，每年做一次体检的人达到了80%，而在我国，即使是在大城市，这一比例也只有30%~50%。我国著名的心血管专家洪昭光教授曾指出：目前的医生可分为三种。一种是就病论病，见病开药，头痛医头，脚痛医脚，只治病，不治人。第二种医生不但治病，而且治人，在诊病时，能关注患者心理问题，分析病因，解释病情，同时控制有关危险因素，使病情全面好转，减少复发。第三种医生不但治病和治人，而且能通过健康教育使人群健康水平提高，使健康人不变成亚健康人，亚健康人不变成患者，早期患者不变成晚期患者，使整个人群发病率、死亡率下降。

由郑静晨院士担任总主编的《人生必须知道的健康知识科普系列丛书》的正式出版，必将为医学科普园里增添一朵灿然盛开的夏荷，用芬芳的笑靥化解人间的疾苦折磨，用亭亭的气质点缀人们美好生活。但愿你、我、他一道了解医学科普现状，走近科普人群，展望科普未来，共同锻造我们的医药卫生科技"软实力"。

是为序。

中国科协书记处书记　　徐延豪

二〇一二年七月二十一日

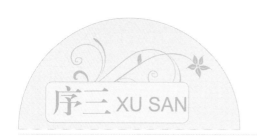

"普及健康教育，实施国民健康行动计划"。这是国家《"十二五"规划纲要》中对加强公共卫生服务体系建设提出的具体要求，深刻揭示了开展健康教育，普及健康知识，提高全民健康水平的极端重要性，是建设有中国特色社会主义伟大事业的目标之一，是改善民生、全面构建和谐社会的重要条件和保障，也是广大医务工作者的职责所系、使命所在。

人生历程，生死轮回，在飞逝而过的时光岁月里，在玄妙繁杂的尘世中，面对七情六欲、功名利禄、得失祸福以及贫富贵贱，如何安度人生，怎样滋养健康并获得长寿？是人类一直都在苦苦追问和探寻的命题。为了解开这一旷世命题，千百年来，无数名医大师乃至奇人异士都对健康作了仁者见仁、智者见智的注解。

为此，我们有必要先弄明白什么是健康？其实，在《辞海》《简明大不列颠百科全书》以及《世界卫生组织宪章》等词典文献中，对"健康"一词都作过明确的解释和定义，在这里没有必要再赘述。而就中文语义而言，"健康"原本是一个合成的双音节词，这两个字有不同的起源，含义也有较大的差别。具体地讲，"健"主要指形体健硕、强壮，因此，有健身强体的日常用语。《易经》中"天行健，君子以自强不息"说的就是这个意思；而"康"主要指心态坦荡、宁静，像大地一样宽厚、安稳，因此，有康宁、康泰、安康的惯常说法。孔圣人所讲的"仁者寿、寿者康"阐述的就是这个道理。据此，我的理解是"健"与"康"体现了中国文化的二元共契与两极互动，活脱就像一幅阴阳互补、和谐自洽的太极图：健是张扬，是亢奋，是阳刚威猛，强调有为进取；康是温宁，是收敛，是从容绵柔，强调无为而治。正如《黄帝内经》的《灵枢·本神》篇里所讲的"智者之养生也，必顺四时而适寒暑，和喜怒而安居处，节阴阳而调刚柔，如是，则避邪不至，长生久视"那样，才能使自己始终处于一个刚柔相济、阴阳互补的平衡状态，从而达到养生、健康、长寿的目的。而至于那种认为"不得病就意味着健康"的认识，是很不全面的。因为事实上，人生在世，吃五谷杂粮，没有不得病的。即使没有明显的疾病，每个人对健康与否的感觉也具有很大的主观性和差异性。换句话说，觉得身体健康，不等于身体没病。《健康手册》的作者约翰·特拉维斯就曾经说过："健康的人并不必须是强壮的、勇敢的、成功的、年轻的，甚至也不是不得病的。"所以，我认为，健康是相对的、动态的，是身体、心灵与精神健全的完美结合和综合体现，是生命存在的最佳状态。

如果说长寿是人们对于明天的希冀，那么健康就是人们今天需要把握的精彩。从古到今，人们打破了时间和疆界的藩篱，前赴后继，孜孜以求，在奔向健康的路上，王侯将相与布衣白丁，医生、护士与患者无不如此。从"万寿无疆"到"永远健康"，这里除了承载着一般人最原始最质朴的祈求和祝愿外，也包含了广大民众对养生长寿之道的渴求。特别是随着社会的进步、经济的发展、人们生活水平和文明程度的提高，健康已成为当下大家最为关注的热点、难点和焦点问题，一场全民健康热、养生热迅速掀起。许多人想方设法寻访和学习养生之道，有的甚至道听途说，误入歧途。对此，我认为当务之急就是要帮助大家确立科学全面的养生观。其实，古代学者早就提出了"养生贵在养性，而养性贵在养德"的理论。孔子在《中庸》中提出"修生以道，修道以仁""大德必得其寿"，讲的就是有高尚道德修养的人，才能获得高寿。而唐代著名禅师石头希迁（又被称为"石头和尚"）无际大师，91岁时无疾而终。他曾为世人开列的"十味养生奇方"中的精要就在于养德。他称养德"不劳主顾，不费药金，不劳煎煮"，却可祛病健身，延年益寿。德高者对人、对事胸襟开阔，无私坦荡，光明磊落，故而无忧无愁，无患无求。身心处于淡泊宁静的良好状态之中，必然有利于健康长寿。而现代医学也认为，积德行善，乐于助人的人，有益于提高自身免疫力和心理调节力，有利于祛病健身。由此，一个人要想达到健康长寿的目的，必须进行科学全面的养生保健，并且要清醒地认识到：道德和涵养是养生保健的根本，良好的精神状态是养生保健的关键，思想观念对养生保健起主导作用，科学的饮食及节欲是养生保健的保证，正确的运动锻炼是养生保健的源泉。

"上工不治已病治未病"，意思是说最好的医生应该预防疾病的发生，做到防患于未然。这是《黄帝内经》中最先提出来的防病养生之说，是迄今为止我国医疗卫生界所遵守的"预防为主"战略的最早雏形。其中也包含了宣传推广医学科普知识，倡导科学养生这一中国传统健康文化的核心理念。然而，实事求是地讲，近些年来，在"全民养生"的大潮中，相对滞后的医学科普宣传，却没能很好地满足这一需求。以至于出现了一个世人见怪不怪的现象：内行不说，外行乱说；不学医的人写医，不懂医的人论医。一方面，老百姓十分渴望了解医学防病、养生保健知识；另一方面，擅长讲医学常识、愿意写科普文章的专家又太少。加之，中国传统医学又一直信奉"大医隐于民，良药藏于乡"的陈规，坚守"好酒不怕巷子深"的陋识，由此，就为那些所谓的"神医大师"们粉墨登场提供了舞台和机会。可以这么说，凡是"神医大师"蜂拥而起、兴风作浪的时候，一定是医疗资源分配不均、医学知识普及不够、医疗专家作为不多的时候。从2000年到2010年，尽管

"邪门歪道"层出不穷，但他们骗人的手法却如出一辙：出书立传、上节目开讲坛乃至卖假药卖伪劣保健品，并冠以"国家领导人保健医生""中医世家""中医教授"等虚构的身份、虚构的学历掩人耳目，自欺欺人。这些乱象的出现，我认为，既有医疗体制上的多种原因，也有传统文化上的深刻根源，既是国人健康素养缺失的表现，更是广大医务工作者没有主动作为的失职。因此，我愿与同行们在痛定思痛之后，勇敢地站出来，承担起维护医学健康的社会责任。

无论是治病还是养生，最怕的是走弯路、走错路，要知道，无知比疾病本身更可怕。世界卫生组织前总干事中岛宏博士就曾指出："许多人不是死于疾病，而是死于无知。"综观当今医学健康的图书市场，养生保健类书籍持续热销，甚至脱销。据统计，在2009年畅销书的排行榜上，前20名中一半以上与养生保健有关。到目前为止，全国已有400多家出版社出版了健康类图书达数千种之多。而这其中，良莠不齐，鱼目混珠。鉴于此，出于医务工作者的良知和责任，我们以寝食难安的心情、扬清激浊的勇气和正本清源的担当，审慎地邀请了既有丰富临床经验又热衷于科普写作的医疗专家和学者，共同编写了这套实用科普书籍，跳出许多同类书籍中重知识宣导、轻智慧启迪，重学术堆砌、轻常识普及，重谈医论病、轻思想烛照的束缚，从有助于人们建立健康、疾病、医学、生命认识的大视野、大关怀、大彻悟的目的出发，以常见病、多发病、意外伤害、诊疗手段、医学趣谈等角度入手，系统地介绍了一系列丰富而权威的知病治病、自救互救、保健养生、康复理疗的知识和方法，力求使广大读者一看就懂、一学就会，从而相信医学，共享健康。

最后，我想坦诚地说，单有健康的知识，并不能确保你一生的健康。你的健康说到底，还是应该由自己负责，没有任何人能替代。你获得的知识、学到的技巧、养成的习惯、作出的选择以及日复一日习以为常的生活方式，都会影响并塑造你的健康和未来。因此，我们必须从现在开始，并持之以恒地付诸实践、付诸行动。

　　以上就是我们编写此书的初衷和目的。但愿能帮助大家过上一种健康、幸福、和谐、美满的生活，使我们的生命更长久！

武警总医院院长　　郑静晨

二〇一二年七月于北京

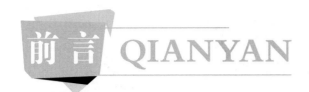

前言 QIANYAN

　　乳腺疾病是可防可治的，但在临床工作中经常遇到许多患者由于对病情的认知不够，简单盲从，从而导致无法挽回的地步，让人痛惜！从目前的调研发现，人们对乳腺疾病预防知识尚淡薄，对乳腺知识的认识更显苍白，作为一名从事乳腺专业的医务工作者有责任及义务让更多的人认识乳腺疾病是可防可治的，更应传播普及乳腺相关知识，让更多的读者获益，挽救更多的患者，这是编写这本书的目的。

　　本书的内容依据作者多年的临床经验，对患者及家属经常提出的问题及疑惑进行归纳总结，精心编排，并逐一详细通俗解答，具有可读性、实用性及可操作性。有一部分内容如浆细胞性乳腺炎的最新诊疗进展其他书籍涉及尚少。

　　编写本书经历3年多时间，反复修稿，在此对参与本书编写的所有工作人员表示感谢，并衷心希望能为读者解答更多的问题。由于作者业务和写作水平的限制，书中可能存在不足之处，请读者不吝赐教，以使我们更好地为读者服务。

徐　红

二〇一五年十月

C 目录
CONTENTS

乳房基本知识

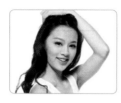
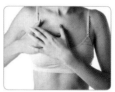

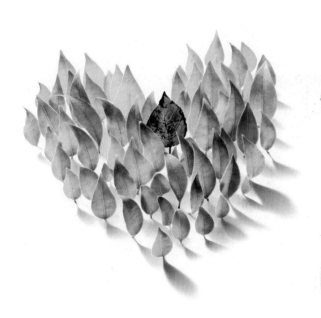

乳腺良性疾病

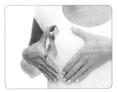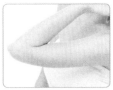

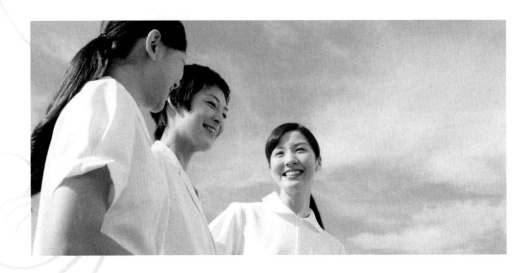

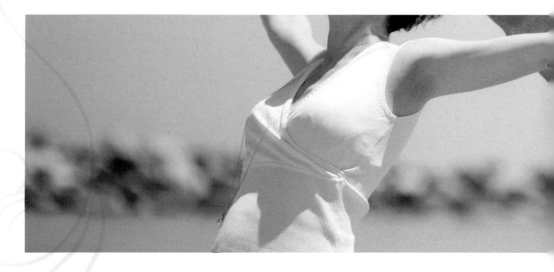

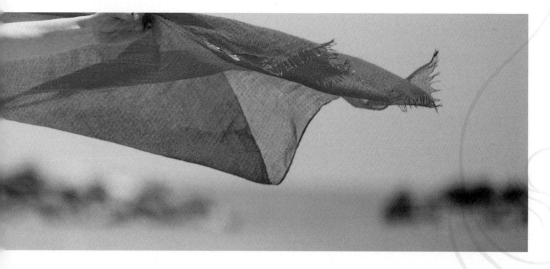

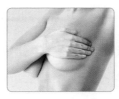
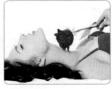

乳腺炎症性疾病

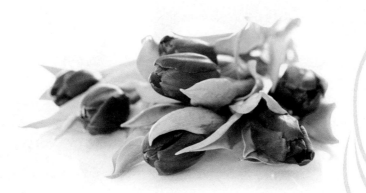

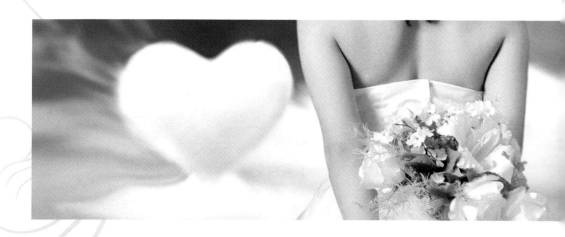

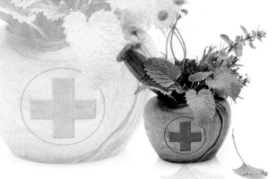

男性乳腺相关疾病

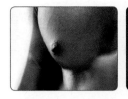
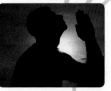

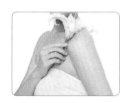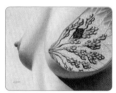

乳腺微创旋切术

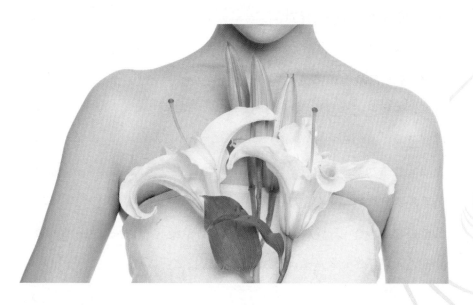

乳腺癌

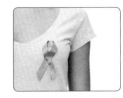
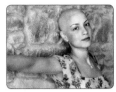

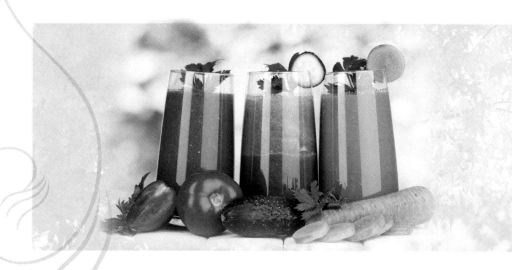

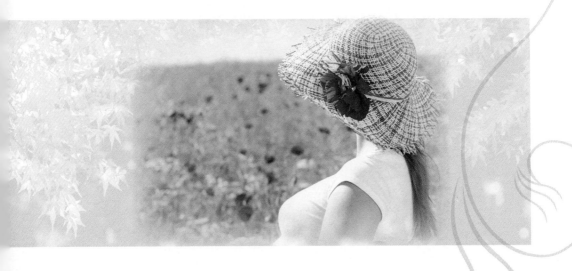

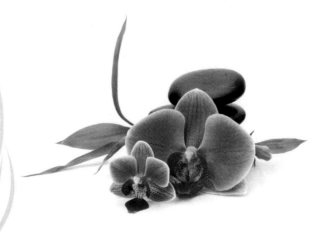

乳腺肉瘤

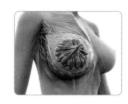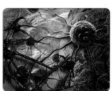

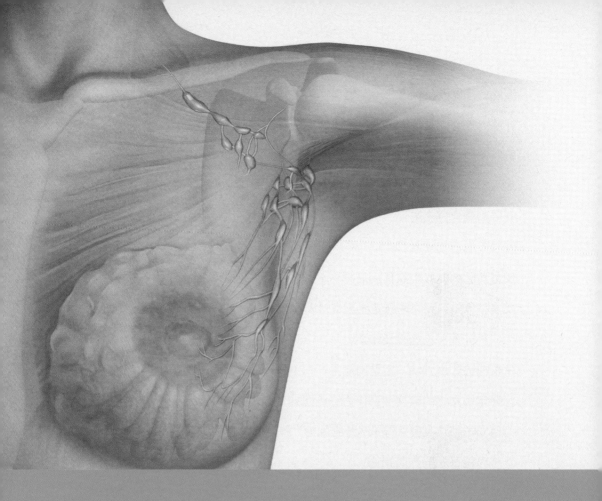

RUFANG JIBEN ZHISHI

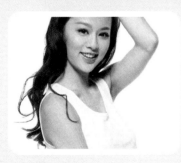

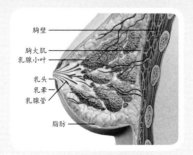

胸壁
胸大肌
乳腺小叶
乳头
乳晕
乳腺管
脂肪

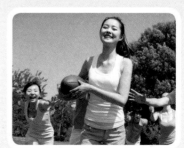

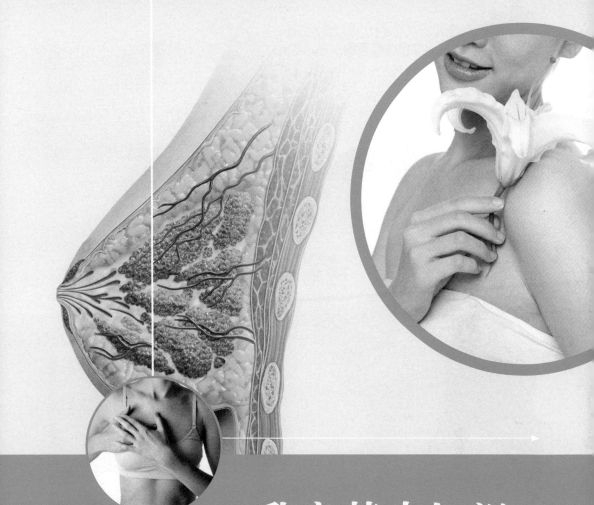

乳房基本知识

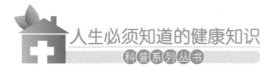

乳房的结构

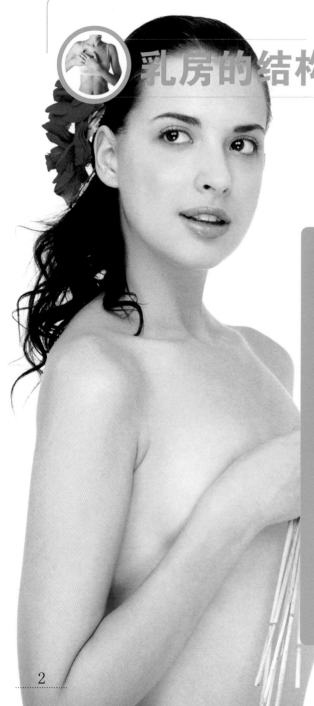

乳房的正常形态是什么样的

　　女性的乳房应是矮圆锥状或半球形,位于第二肋骨和第六肋骨之间,水平位于胸骨边缘和腋中线之间。乳房平均直径为8~12厘米。乳房的外形差异较大,未产女性乳房圆锥形,经产时乳房普遍下垂,乳头位于乳房的中心,两侧对称、饱满,乳头周围皮肤色素沉着,形成环状的乳晕,乳晕在少女时期多呈浅粉或浅棕色,妊娠后成棕褐色或咖啡色。

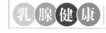

乳房与胸壁的关系是怎样的

女性的乳房位于胸大肌前,与胸大肌筋膜之间的疏松结缔组织连接,使其得以相对固定但又能移动。通常是从第二肋骨延伸到第六肋骨的范围,内侧到胸骨旁线,外侧可达腋中线,其外上方向腋部伸延,呈一尖形突出,称为乳房"尾部"。

正常乳房的结构是怎样的

乳房由皮肤、纤维组织、脂肪组织、乳腺构成。乳腺由15~20个腺叶组成,每一腺叶分成若干个腺小叶,每一腺小叶又由10~100个腺泡组成。腺泡紧密地排列在小乳管周围,它的开口与小乳管相连。

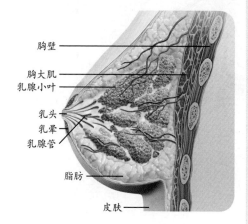

胸壁
胸大肌
乳腺小叶
乳头
乳晕
乳腺管
脂肪
皮肤

正常乳房的结构

什么是"乳管"

乳管,又称输乳管,为输送乳汁的管路。小乳管汇集成小叶间乳管,多个小叶间乳管汇集成一根输乳管。输乳管共15~20根,以乳头为中心呈放射状排列,汇集于乳晕,开口处在乳头。

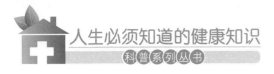

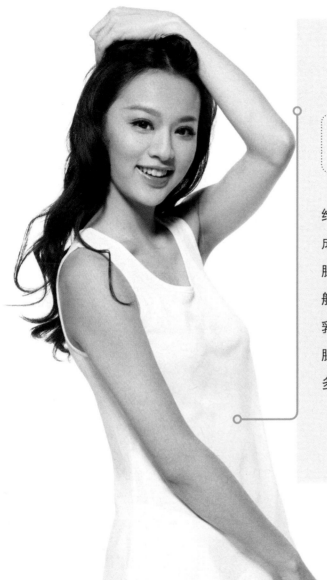

为什么
乳房有软有硬

正常乳房由皮肤、纤维组织、脂肪组织和乳腺构成。乳房的软硬取决于乳房腺体与脂肪组织的比例。一般年轻成年女性乳腺致密，乳房偏硬，随着年龄增长，腺体逐渐萎缩，脂肪相对增多，逐渐变软。

乳房的淋巴回流 及其临床意义

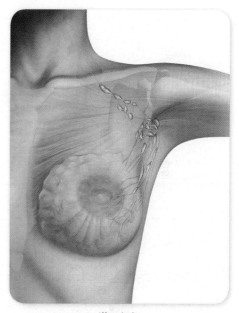

淋巴存在于人体的各个部位，对于人体的免疫系统有着至关重要的作用。女性乳房淋巴管丰富，分为浅、深两组。浅组位于皮内和皮下，深组位于乳腺小叶周围和输乳管壁内，两组间广泛吻合。乳房的淋巴液大约3%回流到内乳淋巴链，而97%回流到腋窝淋巴结。乳房炎性及肿瘤性病变可引起淋巴结肿大。

淋巴组织

为什么乳房 大小差异较大

乳房的大小随人种、年龄、发育、营养、体型和胖瘦等因素有所不同。西方人乳房比较大，发育好的比发育差的大，胖人皮下脂肪多，乳房也比瘦人大。成年女性的乳房两侧大小基本相等，并对称或偶见略有大小差异的。曾有授乳史的乳房多数有些下垂，左右大小略有不同，常见左侧比右侧大，这与授乳习惯有关。

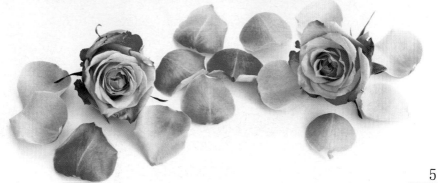

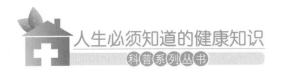

乳房的功能

乳房的功能是什么

　　乳房的功能主要有两点，第一点是哺乳功能，女性在产后受激素调节（催乳素）分泌乳汁，哺育婴儿生长发育；第二点是女性第二性征的重要标志，乳房神经末梢分布最丰富的部位在乳头乳晕，其中乳头最为敏感，在性活动中，乳房受到刺激时，会表现出乳头迅速勃起，乳房因充血而使乳晕发红等表现，增加乳房的新陈代谢。

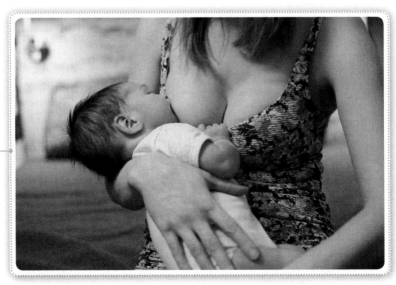

乳汁是 怎么形成的

婴儿吸吮乳头可刺激乳头的神经末梢，然后将此信息传到大脑，刺激神经垂体和腺垂体分泌催产素和泌乳素，除此之外，PIF（催乳素释放抑制因子）是一种多肽，若大量乳汁存留在乳房内，PIF可抑制泌乳细胞分泌。若排空乳房，PIF减少，乳房开始分泌更多的乳汁。

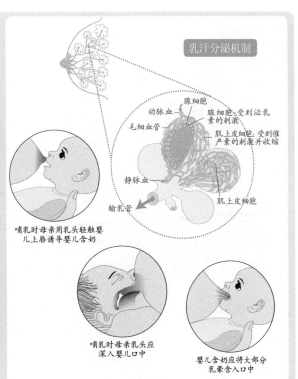

乳汁分泌机制

动脉血
腺细胞
毛细血管
腺细胞：受到泌乳素的刺激
肌上皮细胞：受到催产素的刺激并收缩
静脉血
肌上皮细胞
输乳管

哺乳时母亲用乳头轻触婴儿上唇诱导婴儿含奶

哺乳时母亲乳头应深入婴儿口中

婴儿含奶应将大部分乳晕含入口中

基本乳房知识

母乳的主要成分是什么

母乳的主要成分包括蛋白–酪蛋白、β乳白蛋白、β乳球蛋白、脂肪、乳糖及矿物质。由于乳化的脂质和酪酸钙的缘故，母乳呈白色外观。

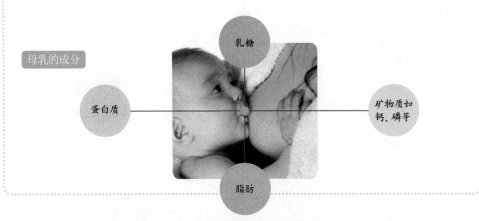

母乳的成分

乳糖
蛋白质
矿物质如钙、磷等
脂肪

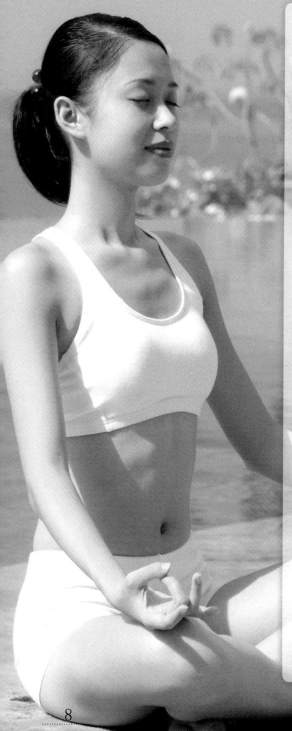

为什么女性会在经期出现乳房胀痛

　　正常乳腺的组织学改变伴随月经周期改变而改变。在月经周期中，性激素水平的周期可显著影响乳房的形态。内源性雌激素的增加对乳腺微循环产生类组胺样效应，导致月经来潮前3~4天乳腺血流增加，乳房体积平均增加15~30cm³。经前乳房胀大是由于雌孕激素刺激小叶间质水肿和导管–腺泡增生的结果。随月经来潮，血液中性激素水平急剧下降，上皮的分泌活动开始衰退。月经过后，乳腺水肿逐渐消退，上皮蜕变停止。经后5~7天乳房体积达到最小。乳腺细胞生长规律的循环变化与月经周期中增生期和黄体期的激素水平变化相关，这些变化是导致乳房周期性胀痛的原因。

乳房的发育

正常乳房的发育过程分哪几个阶段

第一阶段（1~9岁）：青春期前，乳房尚未发育。

第二阶段（10~11岁）：乳房发育初期，乳头下的乳房胚芽开始生长，呈明显的圆丘形隆起。

第三阶段（12~13岁）：乳房变圆，形如成人状，但仍较小。

第四阶段（14~15岁）：乳房迅速增大，乳头乳晕向前突出，形如小球。

第五阶段（16~18岁）：形成正常成人的乳房，乳头乳晕的小球与乳房的圆形融成一体。

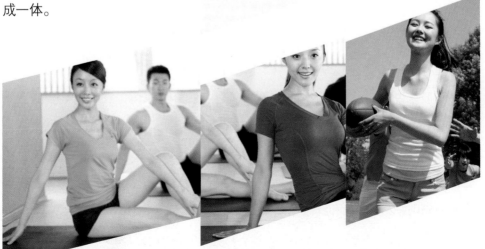

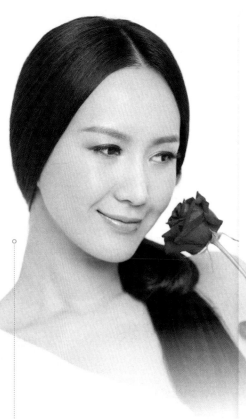

乳房的发育分为哪几个期

胚胎期、幼儿期、青春期、月经期、妊娠期、哺乳期、更年期、老年期。

绝经期乳腺有何变化

围绝经期，由于卵巢功能衰退导致乳腺上皮结构和间质退行性变。绝经后乳腺的变化同时涉及导管和小叶的数量。间质的变化最为显著，脂肪堆积增加，结缔组织持续退变。导管系统仍有残余，但小叶缩小、萎缩。性成熟期最后出现的结构最先发生退行性变。但是乳房因脂肪组织增多沉积，使乳房体积非但不缩小反而增大。

乳房各时期可能出现哪些异常现象

一般来说，多数乳腺组织的发育异常发生在退化复旧期。在35～40岁时主要为乳腺小叶异常；在40～45岁时为上皮细胞萎缩；46～50岁时多为导管囊状扩张；50岁以后则为小乳管闭塞，血管消失，结缔组织玻璃样变性。乳房的囊性病变及乳腺癌也是如此。各种囊性病变主要发生在绝经后已发生退行性变的乳腺组织中，而乳腺癌则好发于脂肪和纤维组织。

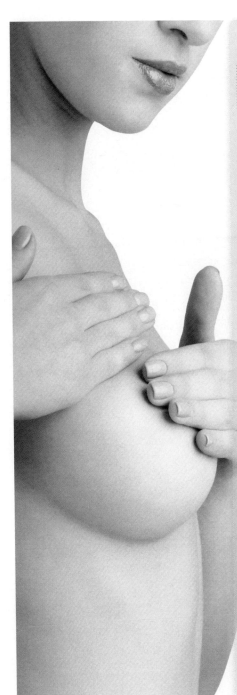

乳房在哺乳期前后有何改变

在产后2~3天内,乳房在垂体分泌的大量催乳素的作用下,会出现迅速胀大而坚实,会伴有胀痛难耐感。此后,随着规律哺乳的建立,产妇的乳房会规律地充盈,排空,再充盈,再排空。胀痛逐渐减轻,哺乳期乳房的一系列变化是在催乳素和其他相关激素的协同作用下,腺泡及小叶内导管明显增多,间质减少,腺泡上皮分泌活跃。在断乳数日后,乳腺进入复旧期变化,腺泡分泌减少,导管萎缩,间质增多,约需历时3个月至半年,乳腺方可恢复至非妊娠时的状态,但由于结缔组织的增生不能完全填补哺乳时那样的空间,常呈悬垂状。

乳房发育异常有哪几类

乳房过小、巨乳症、乳房不对称、乳房发育不良、乳头内陷、多乳症。

乳房发育过小
有哪些主要原因

乳房过小是指妇女青春期后乳房发育不良形成小乳房畸形。首先，乳房过小与激素缺乏有关。乳房的发育受垂体前叶、肾上腺皮质和卵巢内分泌激素影响，垂体前叶产生促乳房激素而直接影响乳房发育，卵巢产生雌激素、孕激素，促进乳房发育。此外，生长激素、胰岛素等也是乳腺发育不可缺少的成分。其次，乳房过小还和种族、遗传和体质等因素有关。例如，西方女性的乳房就远比东方女性丰满；一般来说，母亲乳房瘦小，那么女儿的乳房也不丰满；体胖的人因脂肪积聚多，乳房显得充实突出，消瘦的人脂肪积聚少，乳房就显得小而平坦。再次，患某种疾病也会影响乳房发育。如垂体前叶功能减退症，垂体性侏儒症和原发性卵巢发育不全等病症，乳房也会小。

巨乳症产生的原因是什么

巨乳症又称乳房肥大、大乳房或巨乳房，是指女性乳房过度发育，含腺体及脂肪结缔组织过度增生，体积超常，与躯体明显失调。可发生胸部压迫感、慢性乳腺炎、疼痛、肩部酸痛沉重及乳房下皮肤糜烂等。巨乳症多见于青春期少女或青年女性，常发生在两侧，偶见限于一侧。乳房过大系因腺体及脂肪结缔组织对雌激素异常敏感所致。遗传因素亦属有关因素之一。

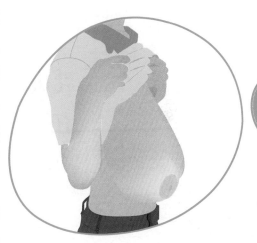

乳房不发育的原因是什么

乳房的生长发育主要受生殖内分泌轴系的多种激素的影响，如脑垂体分泌的促性腺激素、泌乳素，卵巢分泌的雌激素和孕激素，此外还需要肾上腺和甲状腺分泌的激素、垂体分泌的生长激素等的作用，乳房的发育才能充分、完善。以上任何器官、腺体、激素水平的功能和调节发生障碍，都会影响乳房发育。

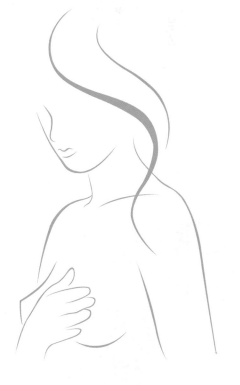

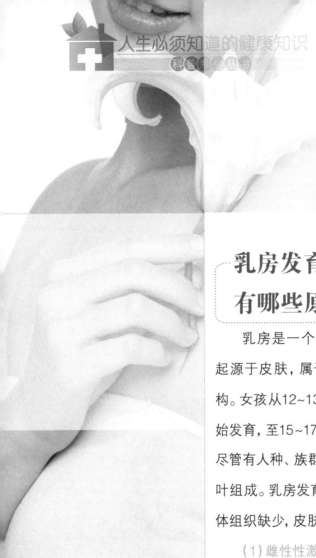

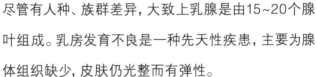

乳房发育不良
有哪些原因

乳房是一个外胚层器官，起源于皮肤，属于胸壁浅层结构。女孩从12~13岁起，乳房开始发育，至15~17岁基本成熟。尽管有人种、族群差异，大致上乳腺是由15~20个腺叶组成。乳房发育不良是一种先天性疾患，主要为腺体组织缺少，皮肤仍光整而有弹性。

（1）雌性性激素分泌不够：雌性性激素分泌不够，直接影响乳腺管的生长发育及乳腺末端的分枝，可导致小乳腺叶和腺泡发育不良，从而使乳房发育受到影

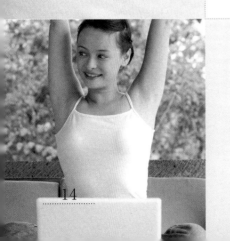

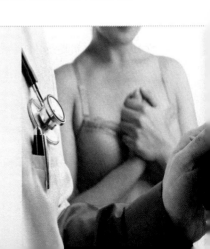

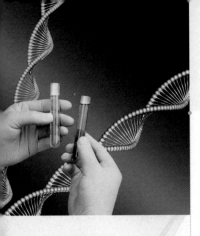

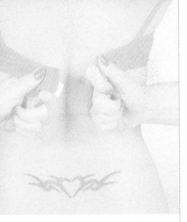

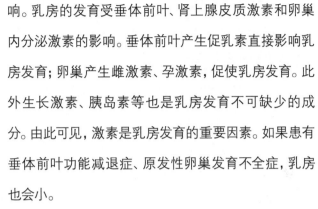

响。乳房的发育受垂体前叶、肾上腺皮质激素和卵巢内分泌激素的影响。垂体前叶产生促乳素直接影响乳房发育；卵巢产生雌激素、孕激素，促使乳房发育。此外生长激素、胰岛素等也是乳房发育不可缺少的成分。由此可见，激素是乳房发育的重要因素。如果患有垂体前叶功能减退症、原发性卵巢发育不全症，乳房也会小。

（2）青春期发育不良：由于多种原因造成的青春期营养不良，影响和阻碍了乳房的正常发育。

（3）青春期内分泌紊乱：青春期性知识缺乏和少女的羞辱感会导致心理障碍引起内分泌紊乱，影响乳房正常发育。

（4）束胸：由于心理障碍而把胸部束起来，或穿戴过紧的乳罩，易造成乳房发育不良。

（5）缺乏体育锻炼：由于长期缺乏适度的体育锻炼，造成胸部肌肉不发达。

（6）遗传因素：乳房大小还受种族、遗传和体质等因素的影响。例如，西方女性的乳房就远比东方女性丰满；一般来说，母亲乳房瘦小，那么女儿的乳房也不丰满；体胖的人因脂肪积聚多，乳房显得充实突出，消瘦的人脂肪积聚少，乳房就显得小而平坦。

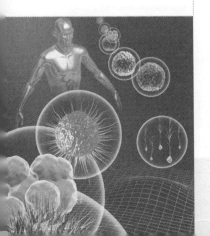

乳头凹陷的原因是什么，如何分类

乳头凹陷的原因可分为先天性原因和后天性原因：

后天性乳头内陷的主要原因

（1）衣着过于紧束：特别是女性在胸部发育期内衣过紧，很容易导致乳头凹陷。

（2）乳罩使用不当：乳罩过小、过紧，使用过早，都会引起乳头凹陷。

（3）遗传因素：乳头凹陷与遗传也有一定关系，临床观察母亲及其母亲一代人中、祖母有乳头凹陷史者，下一代罹患乳头凹陷的可能性比正常人要高。

先天性乳头内陷的主要原因

（1）乳头和乳晕的平滑肌发育不良：乳头有输乳管的开口、输乳管周围有平滑肌纤维，内陷的乳头被围绕输乳管和插入乳头真皮的肌纤维束向内牵拉。这些肌束的质地与输乳管有明显差别。

（2）输乳管本身发育不全：发育不全的输乳管未能导管化，表现为条索。

（3）乳头下缺乏支撑组织的撑托。

一般来说乳头凹陷可分成三类：一类为部分凹陷，乳头颈部存在，能轻易被挤出，挤出后乳头大小与常人相似。二类为完全凹陷于乳晕之中，但可用手挤出乳头，乳头较正常小，多半无乳头颈部。三类为完全埋在乳晕下方，无法使凹陷乳头挤出。治疗这种疾病以手术为主要手段。

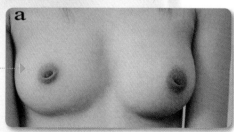

乳头凹陷矫正术前

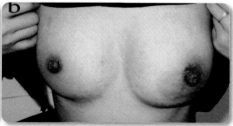

乳头凹陷矫正术后

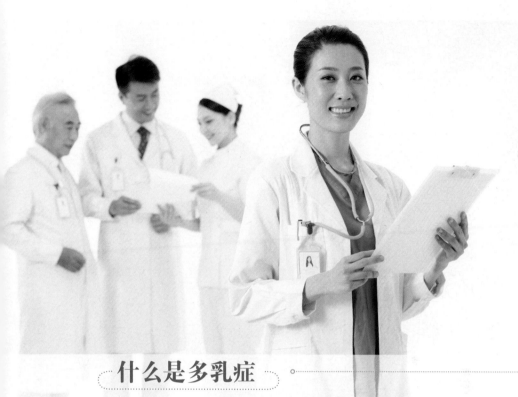

什么是多乳症

多乳症是先天性畸形中最常见的一种，在亚洲人中，其发生率为1%~3%，另有报道为6%。男女均可发生，女性多于男性，常与遗传及家族史有关。

多乳症为先天发育异常。胚胎发育期间，人在腹侧两旁自腋窝至腹股沟线上有6~8对局部隆起的乳腺始基，随着胎龄的增大，除胸前的一对乳腺始基的表层细胞继续发育外，其余的均逐渐萎缩而消失。如不消失，甚至继续发育，即形成副乳腺——多乳症。部分患者同时有乳头形伴有其下方的腺体组织，称为完全性副乳；若仅有乳头而无乳腺实质者，称为副乳头；有的并无乳头突起，仅有两侧对称的局限性凹陷或小区域的皮肤色素沉着。完全性副乳腺同样接受内分泌影响，特别是雌激素、孕激素和催乳素的刺激。也可以发生良性或恶性肿瘤。

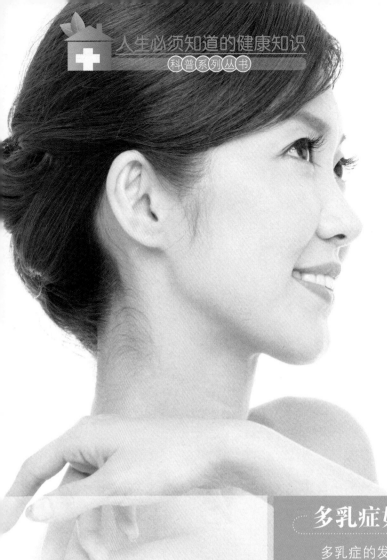

多乳症如何分类

多乳症的发育程度有完全发育型及不完全发育型两类。

（1）完全发育型副乳：有发育完全的乳腺组织，受雌激素的影响，随月经周期而有肿胀，甚至微痛，月经过后消失，在妊娠期副乳也随乳房发育胀大，哺乳期可有乳汁自副乳头处排出,断奶后可变软,乳腺萎缩。

(2)不完全发育型副乳:可以表现为仅有发育不完全乳腺组织,无乳头及乳晕,或仅有色素沉着为乳晕。以局部皮肤增厚为乳头的副乳,也有仅存婴儿状态的乳头而无乳晕,或者仅有色素沉着的乳晕而无乳头及乳腺。有发育不全的乳腺组织者,也可随月经出现胀痛,仅有乳晕或仅有乳头者则无此表现。有少数胸部副乳腺与正常乳腺相通,并将分泌物排空于正常乳腺中,但多数为分开的,不相通的副乳腺。

基本乳房知识

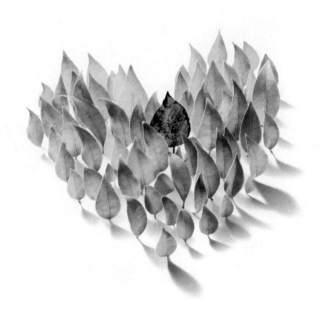

(本章编者:徐红 李媛)

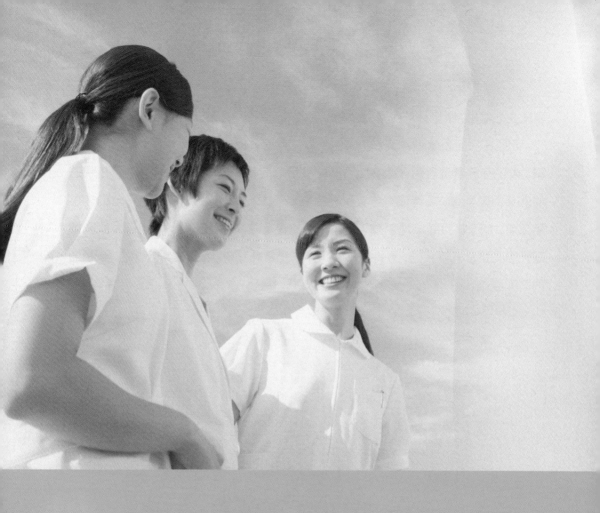

RUXIAN LIANGXING JIBING

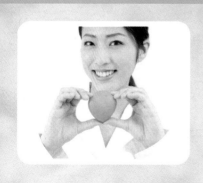 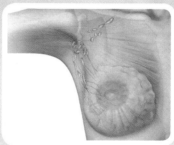 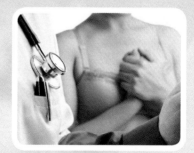

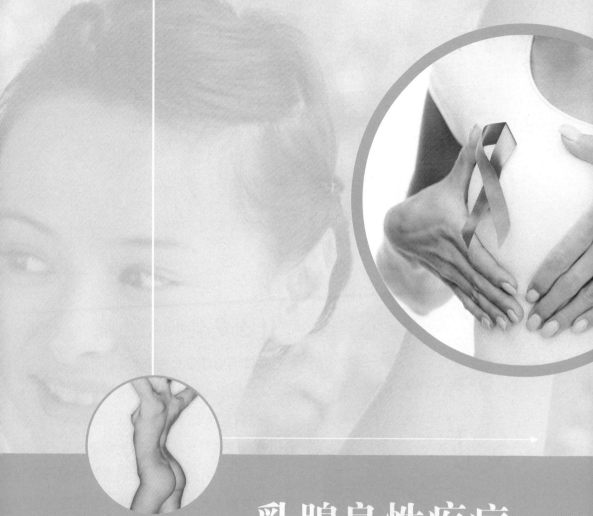

乳腺良性疾病

乳腺增生症

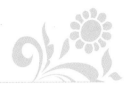

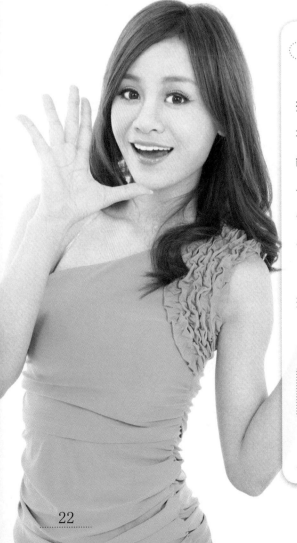

什么是乳腺增生症

乳腺增生症是女性最常见的乳房疾病，其发病率占乳腺疾病的首位。近些年来，该病发病率呈逐年上升的趋势，年龄也越来越低龄化。乳腺增生症是乳腺导管和小叶在结构上退行性病变及进行性结缔组织生长的结果，乳腺小叶生理性增生和复旧不全导致的乳腺正常结构出现紊乱，是既非炎症又非肿瘤的一类疾病。

乳腺增生症
在什么年龄段高发

多发于30~50岁女性，发病高峰为35~45岁。

乳腺增生分为哪几种

乳腺增生分为生理性增生和病理性增生。生理性增生随月经周期激素水平的变化而变化,不需要治疗,一般与月经周期有关。病理性增生通过检查、查体确诊,应予以适当治疗。

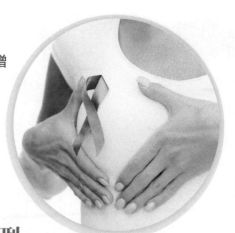

良性乳腺疾病

乳腺增生症分为哪些类型

(1)囊肿为主型:单纯性囊肿、乳头状囊肿。

(2)腺病为主型:单纯性腺病、硬化性腺病、结节性腺病、盲管型腺病、微腺管型腺病。

(3)纤维腺瘤样结构为主型。

(4)导管内乳头状瘤样增生为主型。

(5)非典型增生:即不典型增生。

引起乳腺增生的主要原因有哪些

真正的发病原因还不明确。目前,多认为与内分泌失调及精神因素等有关。

(1)内分泌失调:黄体素分泌减少、雌激素相对增多是乳腺增生发病的重要原因。如月经不调(包括情绪、心情的改变)、卵巢及子宫疾病、甲状腺疾病及肝功能障碍等均可引起。

(2)情绪等精神因素的影响:精神紧张、情绪激动等不良精神因素间接导致内分泌失调,容易形成乳腺增生。此外,经常熬夜、睡眠不足等也会造成乳腺增生,而且这些不良因素还会加重已有的乳腺增生症状。

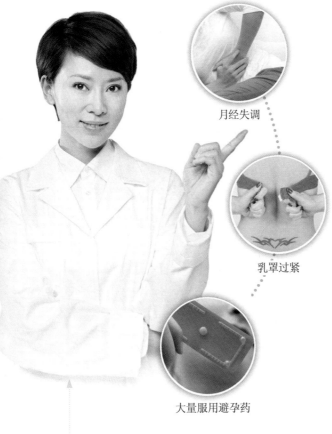

月经失调

乳罩过紧

大量服用避孕药

引起乳腺增生的次要因素有哪些

（1）人为因素或不良生活习惯造成乳腺不能有正常的、周期性的生理活动的因素，如女性高龄不孕、性生活失调、人工流产、不哺乳等。

（2）佩戴过紧的胸罩或穿过紧的内衣影响乳房的血液循环、新陈代谢。

（3）长期服用含雌激素的保健品、避孕药。人体长期过量摄入雌激素，将导致内分泌平衡失调。现在一些速生食品、人工饲养的水产及家禽使用的饲料中多含有激素成分，长期食用也会导致乳腺增生的发生。

乳腺生理性增生症有哪些临床表现

主要表现为乳房不适、针刺样疼痛，一般部位固定，有的部位弥散，乳房胀痛，有时疼痛会波及肩背部，并放射至同侧上肢，月经前加重。还能触及乳腺增厚或有大小不等的结节。月经后乳房疼痛会逐渐自行缓解，乳腺结节消失、增厚部位变软。这些表现是生理性改变，属于生理性的增生。

乳腺病理性增生症患者有哪些常见症状呢

（1）乳房疼痛：常为胀痛或刺痛，可累及一侧或两侧乳房，以一侧偏重多见，疼痛严重者不可触碰，甚至影响日常生活及工作。疼痛可向同侧腋窝或肩背部放射；部分可表现为乳头疼痛或瘙痒。乳房疼痛常于月经前数天出现或加重，行经后疼痛明显减轻或消失，疼痛亦可随情绪变化、劳累而波动。

（2）乳房结节：结节可发于单侧或双侧乳房内，单个或多个，一般好发于乳房外上象限。表现为大小不一的片状、结节状、条索状等，其中以片状为多见。边界不明显，质地中等或稍硬，与周围组织无粘连，常有触痛。大部分乳房肿块也有随月经周期而变化的特点，月经前肿块增大变硬，月经来潮后肿块缩小变软。

（3）乳头溢液：少数患者可出现乳头溢液，为自发溢液，多为淡黄色或淡乳白色，也有少者经挤压乳头可见溢出溢液。如果出现血性或咖啡色溢液需要重视。

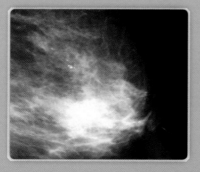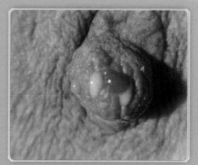

乳头溢液

良性乳腺疾病

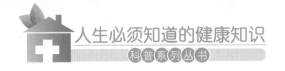
乳腺增生症患者需要做哪些专业检查呢

（1）B超检查：因其便捷、经济、无创、无痛等优点成为临床上较常用的检查手段，随着超声影像的发展，高频超声的应用，大大提高了超声的分辨率，能够发现乳腺内的微小病灶，尤其对囊性和实性肿瘤的鉴别，是其他影像学检查难以取代的。

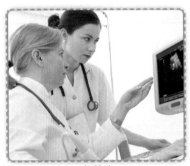

B超检查

（2）乳腺X线检查：乳腺X线检查是发现早期癌和微小癌的重要手段，但不必要在短时间内反复检查，尤其是青春期、妊娠哺乳期的乳腺对X线敏感，过度暴露会增加乳腺癌的发病率。一般在40岁之后至少应该行一次钼靶检查，50岁以后1~2年检查一次。钼靶对于微钙化的检查是别的影像检查不能替代的。

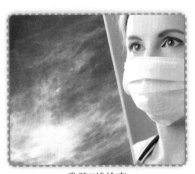

乳腺X线检查

（3）乳腺核磁检查：乳腺核磁检查敏感性很高，特异性中等。因其价格相对较高，检查时间长，所以目前没有普及。其对于乳腺X线加超声检查阴性的微小乳腺癌检查、术后的复查、假体植入或注射丰胸乳腺的检查、乳头溢液和高危人群的筛查等方面有很大的优势。

目前临床上对于乳腺疾病的检查，乳腺X线+超声检查是黄金组合，当联合应用乳腺X线检查和超声检查均为阴性时，其恶性的可能性小于3%。

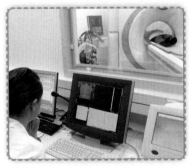

乳腺核磁检查

乳腺增生症需要与哪些疾病鉴别

(1) 早期乳腺癌：对乳腺肿块小于1厘米的多个小结节不易鉴别，特别需要结合乳腺B超和钼靶检查。乳腺B超检查可提示形态不规则，边界不清，密度不均，有血流信号或见钙化；钼靶检查可提示有成簇钙化点则高度怀疑乳腺癌。典型的鉴别如下：乳腺癌的乳房肿块质地一般较硬，有的坚硬如石，肿块大多为单侧单发，肿块可呈圆形、卵圆形或不规则形，活动度差，易与皮肤及周围组织发生粘连，肿块与月经周期及情绪变化无关，可在短时间内迅速增大，好发于中老年女性。

(2) 积乳囊肿：多见于停止哺乳后的青年女性，是由于一个腺叶的乳汁排出不畅，致乳汁在乳腺内郁积而形成的囊肿。患者多以乳腺肿块就诊。积乳囊肿多为单发，局限于一侧乳腺，其中内容物为黏稠乳汁。乳腺增生常为多发，双侧乳腺均可受累，囊肿内容物呈浆液性，局部症状与月经周期有关。

(3) 乳腺纤维腺瘤：多发生于18~25岁青年女性，无疼痛，病灶多为单发，呈圆形或椭圆形，质硬，表面光滑，活动度好，边界清楚，与周围组织无粘连。一般生长缓慢，肿块大小不随月经期变化，但是妊娠期时肿块可迅速增大。

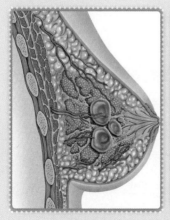
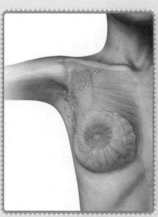
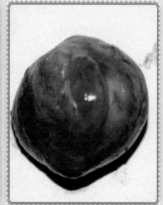

| 早期乳腺癌 | 积乳囊肿 | 乳腺纤维腺瘤 |

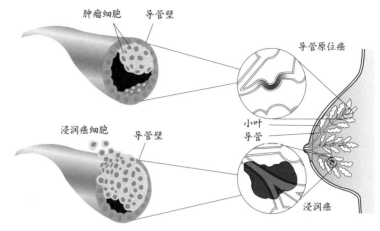

肿瘤细胞　导管壁

导管原位癌

小叶
导管

浸润癌细胞　导管壁

浸润癌

乳腺导管内乳头状瘤

（4）乳腺导管内乳头状瘤：多发生于40~50岁妇女，通常以乳头溢出淡黄色或血性液体为首发症状，通常是乳头溢液污染内衣而引起注意，通过纤维乳管镜检查可见到圆形或椭圆形小肿瘤而确诊。

（5）乳腺导管扩张：多发生于产后2~5年的非哺乳期女性，乳腺有炎症病史或曾有哺乳障碍史，乳腺可出现疼痛、乳头溢液、乳头凹陷，乳头溢液涂片可见大量浆细胞。腋窝淋巴结可有肿大，但随着病变的发展而逐渐减小。

乳腺增生症如何治疗呢

乳腺增生发生的机理和病因目前认为是内分泌失调所致，治疗以对症治疗为主。部分病人发病后数月至1~2年后常可自行缓解，多不需治疗。乳腺增生症有很多类型：

（1）生理性的乳腺增生症：如单纯性乳腺增生症，不需特殊处理，可自行消退。因为精神、情绪及人为因素引起的乳腺增生，通过自身的调整，如及时诊治与乳腺疾病发生相关的其他器官疾病，调节情绪，缓解精神压力，改变不健康的饮食习惯，戒烟戒酒等，也会消退或缓解。

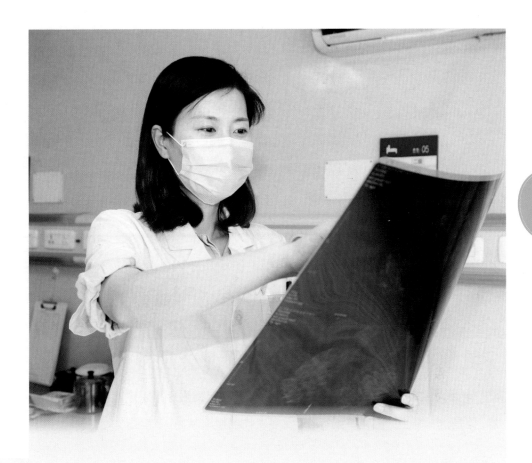

良性乳腺疾病

（2）病理性的乳腺增生症：需积极治疗，临床上常用的药物多数是中成药，如加味逍遥丸、小金片等，具有活血化瘀、疏肝理气、软坚散结、调补气血等作用。此外，尚有激素疗法，使用他莫昔芬片抑制雌激素水平，但这种治疗有可能加剧人体激素水平失衡，不宜常规应用。仅在症状严重，影响正常工作和生活时，才考虑应用。需要在医生的指导下治疗，疼痛严重者可在月经前一周内开始口服他莫昔芬，以免进一步扰乱人体激素间的细微平衡。

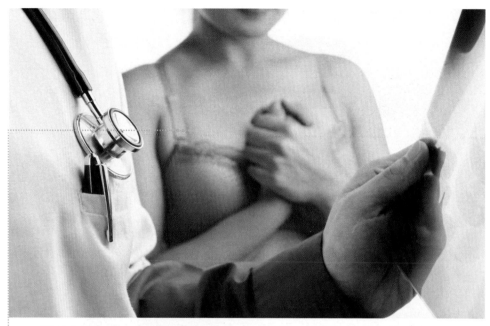

乳腺增生症能根除吗，是否会反复发作

　　乳腺增生症首先通过精神、情绪的调节加上药物治疗可以缓解症状甚至治愈，但是诱发增生的因素持续存在，反复发作的概率就高。

乳腺增生症需要手术治疗吗

　　一般不需手术治疗，但是穿刺结果为不典型增生、结节形态不规则、有增长趋势时，则需手术治疗。

乳腺增生症是否容易导致乳腺癌的发生

　　乳腺增生症只是乳腺癌发病的多种危险因素之一，不是乳腺癌发病的主要原因。不典型增生发生癌变的概率是正常人的4~5倍，但是不典型增生不等于癌变。

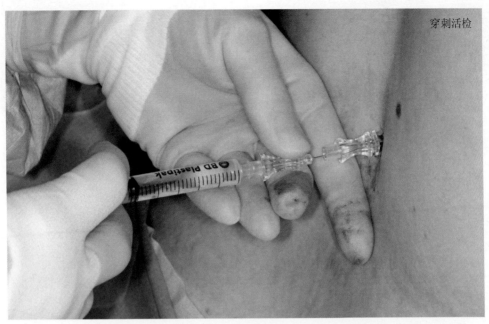

穿刺活检

什么样的乳腺增生症患者需穿刺或手术活检

　　通过乳腺专科医生查体、乳腺钼靶和乳腺彩超检查，结果均高度怀疑且不排除癌变的增生结节，需要穿刺或手术活检，明确性质。

哪些类型的乳腺增生症属于癌前病变

　　病理类型：导管上皮增生型、乳头状囊肿型、乳头状瘤病型和不典型增生伴增生活跃型。

单纯囊肿型增生症患者需要做手术吗

　　一般不需要。这属于乳腺增生症中的一个类型，按增生症治疗即可。

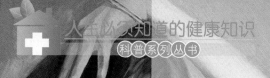
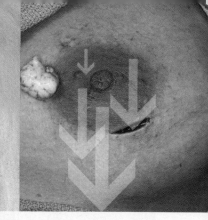

什么样的乳腺囊肿需要做手术

观察期中出现下列一项即囊肿逐渐增长、囊内有占位性病变、囊肿周围有新生血管、囊肿边界不清，或发生形态变化者，必须手术治疗。

通过检查，发现了乳腺增生结节怎么办

首选观察，定期复查，在复查中观察结节有无变化，如有变化则需及时微创手术或穿刺病理活检，明确结节的病理性质。

乳腺增生结节会消失吗

部分结节会消失，因为随着月经周期的变化，部分乳腺增生的好转，结节会相应地消失。

治疗乳腺增生症有哪些口服药物

治疗以活血化瘀、散结为主，常用口服药物有蒲公英颗粒、加味逍遥丸、乳癖散结胶囊、小金片等。其中加味逍遥丸以调整内分泌为主。

乳腺增生症患者服药一般多长时间合适

一般以两个月为宜，其中月经期不宜服药，因为药物中有活血化瘀的成分，会造成月经量增多。

32

为什么个别病人口服治疗乳腺增生的药物会造成内分泌失调加重

造成内分泌失调的原因是多方面的，从中医辨证的角度，病因机制或重或轻，此时用药需加量或减量调整内分泌。

生气后出现双侧或单侧乳房特别疼痛正常吗

正常，因情绪因素可导致内分泌失调，中医认为：怒伤肝，肝气淤积，两肋胀痛。两肋就是指双侧乳房。西医认为，情绪激动致伤肝使肝脏灭活雌激素的功能下降，体内雌激素水平上升后刺激乳腺，从而导致疼痛症状出现。

自己能摸到乳房肿块很长时间没有变化应该是正常的增生对吗

不一定正常，一定要在正规医院乳腺专科门诊检查后才能下结论，患者自己认为没事而耽误的病例不少。

治疗乳腺增生口服药物疗效不好应如何处理

可以选择激光治疗配合外敷中药强化治疗，一般可以改善症状。

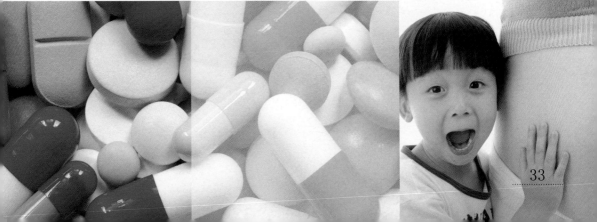

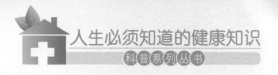

乳腺增生如何自我检查呢

通过自我检查对乳腺疾病的发现有重要作用,了解一些乳房自我检查的知识尤为必要。自我检查时间应在月经之后的第7~14天进行。乳腺增生自我检查方法如下:

第一步:站在镜子前双手下垂或双手叉腰,仔细观察双侧乳腺是否大小对称,皮肤及乳头是否有凹陷或湿疹,有无红肿,有无不正常突起等。

第二步:左手上举或叉腰,用右手检查左乳,以指腹轻压乳房,触摸时手掌要平伸,四指并拢,用食指、中指、无名指的末端指腹按顺序轻扣乳房的外上、外下、内下、内上区域,最后是乳房中间的乳头及乳晕区。检查时用手指指腹平行滑动,不可抓捏乳腺组织,否则会把抓捏到的乳腺组织误认为肿块。如发现乳腺内肿物或出现乳头溢液等情况及时到医院检查,避免耽误病情。

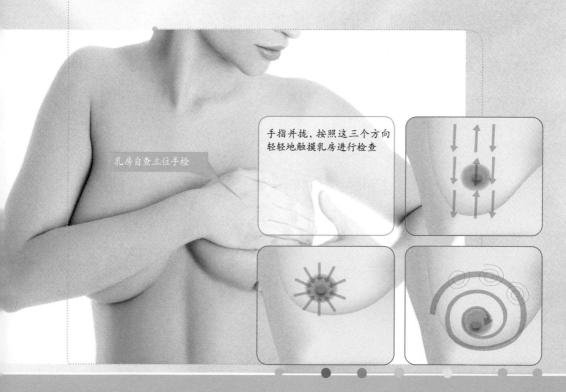

乳房自查立位手检

手指并拢,按照这三个方向轻轻地触摸乳房进行检查

此外,应每年定期到医院请乳腺专科医生进行检查。检查时间应尽可能避开月经前期和月经期。

有哪些方法可以预防乳腺增生

（1）保持舒畅的心情、乐观的情绪。

（2）改变饮食结构,防止肥胖,少吃油炸食品、动物脂肪、甜食及过多进补食品,要多吃蔬菜和水果类,多吃粗粮,黑豆、黄豆最好,多吃核桃、黑芝麻、黑木耳、蘑菇等。

（3）生活规律、劳逸结合,保持和谐的性生活。调节内分泌可以对乳腺增生的预防起到一定作用。

（4）多运动,提高免疫力。

（5）禁止滥用避孕药及含雌激素的美容用品或食品。

（6）避免人流,坚持哺乳,至少哺乳8个月,使乳腺得到充分的发育。

（7）自我检查和定期复查。

（8）明确诊断,根据病情制定合理的治疗方案。

（9）心理治疗。乳腺增生症对患者易造成心理的压力,如果缺乏对疾病的正确认识,过度紧张会加重内分泌失调,促使增生症的加重,故应积极找出引起心理压力的各种原因,解除各种不良的心理刺激,保持情绪稳定、活泼开朗的心情,促进乳腺增生缓解或消退。

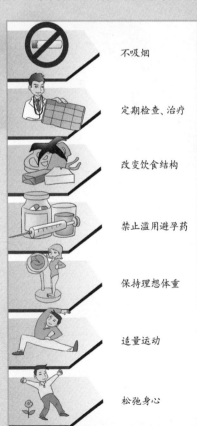

不吸烟

定期检查、治疗

改变饮食结构

禁止滥用避孕药

保持理想体重

适量运动

松弛身心

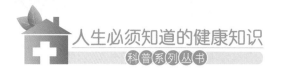
副乳增生症有哪些表现

　　副乳增生可发生肿胀、疼痛，触及腋下有类似脂肪的多余组织，大小不等，质地软，不活动。

副乳增生症应如何治疗

　　可以与乳腺增生症治疗相同，如果无好转，影响生活质量则应及时手术治疗，切除副乳。

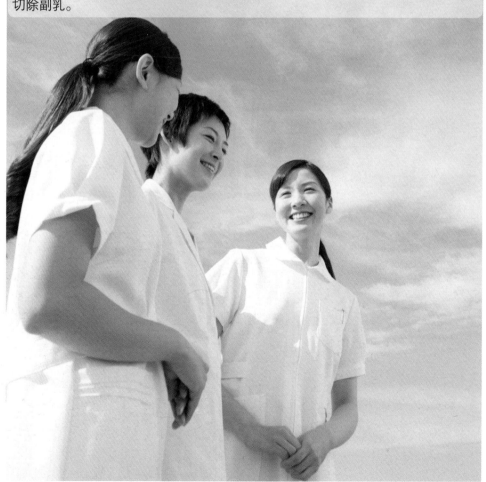

副乳增生症患者疼痛该如何治疗

先要检查排除副乳区有无结节,有结节则需手术切除,无结节则可以口服治疗增生的药物。

副乳结节可以行微创手术治疗吗

如果副乳区无皮赘形成,可以行微创手术,否则术后效果欠佳。

副乳增生结节手术主要的并发症是什么

积液。主要是由于术中止血不够彻底、加压包扎不紧、术后上肢活动过多所致。

副乳增生结节手术并发症如何处理

手术中严格仔细止血,常规放置引流条;包扎固定方法得当,避免上肢过多活动。

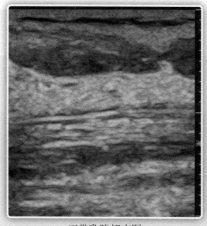
正常乳腺超声图

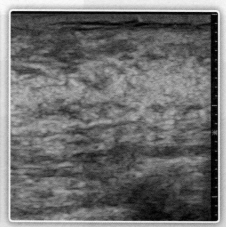
乳腺增生超声图

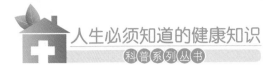
 乳腺纤维腺瘤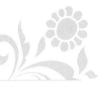

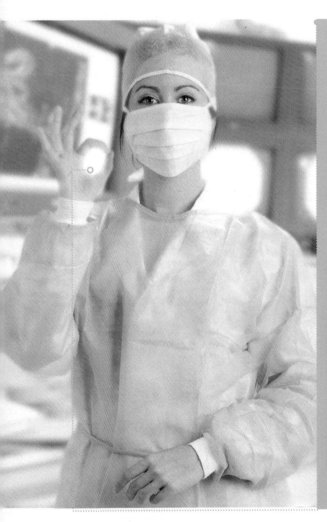

什么是
乳腺纤维腺瘤呢

乳腺纤维腺瘤是乳腺疾病中最常见的良性肿瘤，可发生于青春期后的任何年龄，多数发病年龄为20~30岁。其发生与雌激素刺激有关，所以，少数纤维腺瘤发生在月经来潮前或绝经期后的妇女。乳腺纤维腺瘤是乳腺良性肿瘤，少数可发生恶变。一般为单发，但有15%~20%的病例可以多发。单侧或双侧均可发生。一般为圆形、卵圆形，大的可呈分叶状。生长比较缓慢，可以数年无变化，因为无明显表现和不适，部分患者在查体时才发现。

发生乳腺纤维腺瘤有哪些原因呢

乳腺纤维腺瘤的病因及发病机制尚不十分清楚,但多数学者认为与以下因素有关:

（1）雌激素水平失衡:如雌激素水平相对或绝对升高,雌激素过度刺激可导致乳腺导管上皮和间质成分异常增生形成肿瘤。

（2）局部乳腺组织对雌激素过度敏感:正常乳腺的各部组织对

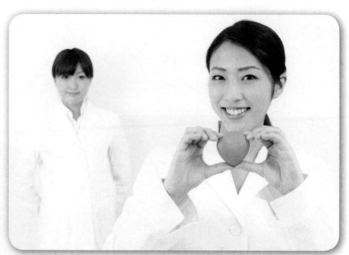

雌激素敏感性高低不一,敏感性高的组织易患病。不同妇女乳腺组织对雌激素刺激的敏感性不同,对雌激素刺激敏感的妇女患病概率增加。

（3）饮食及身体因素:高脂、高能量饮食、肥胖、肝功能障碍等使体内雌激素增多,进而刺激乳腺导管上皮及间质纤维组织增生引起本病。

（4）遗传倾向:部分患者有家族遗传史。

临床上见到的乳腺纤维腺瘤常有哪几种情况

通常有两种情况,一种是单纯的乳腺纤维腺瘤,另一种是乳腺增生伴发的乳腺纤维腺瘤,病理实质性是增生。前者表面光滑、边缘清楚、质中等、活动度大、能在扪诊的手指下滑脱;后者则仅可扪及部分露在增生乳腺组织外的光滑瘤体,边缘不清,有一定的自限性,其活动性则随增生组织的活动而活动。

良性乳腺疾病

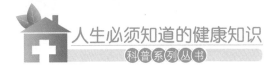
乳腺纤维腺瘤在临床上可以分为哪些类型呢

（1）普通型：最常见，瘤体直径常在1~3厘米，生长缓慢。

（2）青春型：少见，月经初潮前发生，肿瘤生长速度快，瘤体较大，可致皮肤紧张变薄，皮肤静脉怒张。

（3）巨大的纤维腺瘤：亦称分叶型纤维腺瘤，多见于15~18岁青春期及40岁以上绝经前妇女。瘤体常超过5厘米，甚至可达20厘米，形状常呈分叶状。

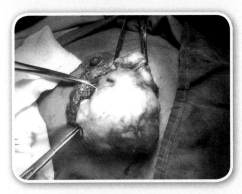

乳腺纤维腺瘤术中

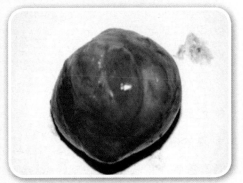

乳腺纤维腺瘤

乳腺纤维腺瘤有哪些表现呢

（1）症状：乳腺纤维腺瘤最主要的临床表现就是乳房肿块，而且多数情况下为患者无意间摸到或查体检查出来，一般不伴有疼痛感，大部分乳腺纤维腺瘤亦不随月经周期而发生变化。少部分乳腺纤维腺瘤患者同时伴有乳腺增生，部分患者可有月经前乳房胀痛等症状。

（2）体征：乳腺纤维腺瘤在乳腺的各个象限均可发生，尤其好发于乳房的外上象限。腺瘤常为单发，亦有多发者。腺瘤呈圆形或卵圆形，直径以1~3厘米者较为多见，偶可见巨大者。腺瘤表面光滑，质地坚韧，边界清楚，与皮肤和周围组织无粘连，部分活动度较大。腋下淋巴结无肿大。腺瘤多无痛感，亦无触痛。其大小一般不随月经周期而变化，少部分在妊娠哺乳期可迅速增大。

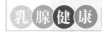

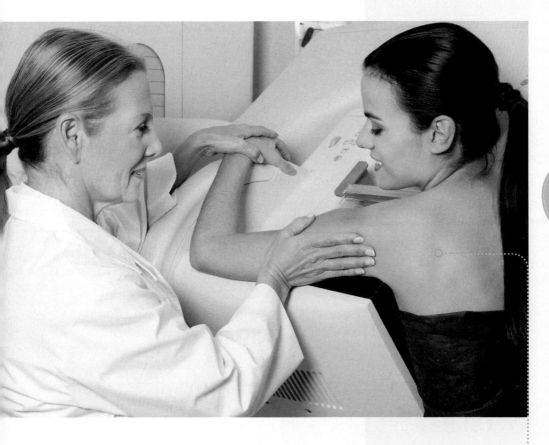

良性乳腺疾病

乳腺纤维腺瘤与乳腺增生症如何鉴别呢

　　乳腺纤维腺瘤的肿块以单侧单发者较为多见，多呈圆形或卵圆形，边界清楚，活动度大，肿块无痛感及触痛，与月经周期无明显关系，发病年龄以30岁以下者多见；乳腺增生症的肿块以双侧多发者较为常见，可呈结节状、片块状或串珠颗粒状，质地略韧，肿块常有触痛，可随月经周期而发生变化，月经前整个乳腺常有胀满及痛感，经后可缓解，发病年龄以30岁以上者多见。必要时可行有关辅助检查予以鉴别，如乳腺B超检查可见到边界清晰、回声均匀、有包膜的肿块；乳腺X线摄片，乳腺纤维腺瘤常可见到圆形或卵圆形密度均匀的阴影，其周围可见有一圈环行的透明晕，据此可与乳腺增生症相鉴别。

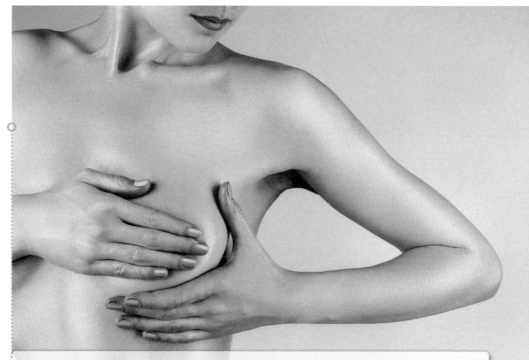

乳腺纤维腺瘤与乳腺囊肿如何鉴别

　　乳腺纤维腺瘤和乳腺囊肿均为无痛性的乳腺肿块，临床体征上不易区别，乳腺纤维腺瘤的肿块质地较囊肿稍硬韧，活动度较囊肿为大，发病年龄以18~25岁最为多见；乳腺囊肿的肿块是囊性，活动度小。首选乳腺B超检查排除，乳腺B超鉴别囊性肿物和实性肿物的准确性达90%，在超声检查中无回声为囊肿，低回声为乳腺纤维腺瘤，即可鉴别。乳腺积乳囊肿也是临床常见的乳腺囊肿，多发生于哺乳期，随着时间推移积乳囊肿逐渐缩小，有的会完全消失。

乳腺纤维腺瘤与早期乳腺癌如何鉴别

　　不典型、早期的乳腺癌表现为无痛、单纯活动性肿块，与乳腺纤维腺瘤不易区别。无论从体征、临床表现及辅助检查均无特异性，需要病理检查明确诊断。

典型的乳腺癌与乳腺纤维腺瘤容易区别。两者均可见到乳腺肿块，多为单发。乳腺纤维腺瘤的肿块呈圆形或卵圆形，质地韧实，表面光滑，边界清楚，活动度大，肿块生长缓慢，一般直径以1~3

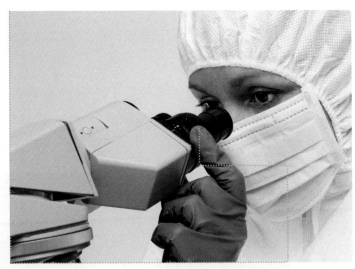

病理检查

厘米者较常见，超过5厘米者少见，发病年龄以30岁以下者为多见。早期乳腺癌的乳腺肿块可呈圆形或卵圆形，亦可呈不规则形，质地较硬，肿块表面欠光滑，活动度差，易与皮肤及周围组织发生粘连，肿块可迅速生长，同侧腋窝淋巴结常有肿大，发病年龄多数在35岁以上，尤以中老年妇女多见。乳腺X线摄片，乳腺纤维腺瘤可见圆形或卵圆形密度均匀的阴影及其周围的环行透明晕，而乳腺癌可见肿块影、细小钙化点、异常血管影及毛刺等。必要时进行穿刺或切除活检病理检查提供组织学证据进行鉴别。

巨大的乳腺纤维腺瘤与乳腺肉瘤如何区分

　　（1）巨大的乳腺纤维腺瘤：亦称分叶型纤维腺瘤，多见于15~18岁青春期及40岁以上绝经前妇女。瘤体直径常超过5厘米，甚至可达20厘米以上或更大，扪查肿瘤呈分叶状改变。特点是生长较快，偶可有肉瘤变。肿瘤初期较小，生长缓慢，通常无任何明显症状，大多无疼痛或触痛感，偶尔可有轻微触痛感，往往无意中发现，大多因洗澡时被触及。肿瘤单发或多发，呈圆形或椭圆形，也可为结节状，分叶状，表

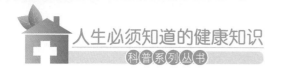

面光滑，质实韧，边界清楚，与周围组织无粘连，触及有滑动感，表面皮肤无改变，腋窝淋巴结无肿大。

（2）乳腺肉瘤：是指发生在乳腺间叶组织的恶性肿瘤。发病年龄以中年妇女多见，最常见临床表现为局部无痛性肿块，肿瘤生长缓慢，但多数患者近期迅速增大。

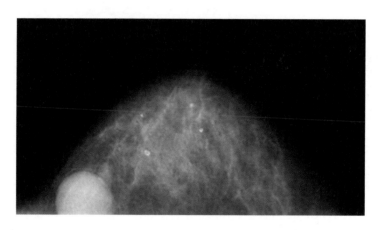

乳腺X线检查乳腺纤维腺瘤的环形透明晕

积乳囊肿与乳腺纤维腺瘤如何鉴别

有积乳囊肿的患者一般近期有哺乳史或哺乳期有乳汁淤积病史。乳腺B超提示部分导管扩张，活动度差，有部分无回声改变，细针穿刺有乳白色的液体可确诊。

对于不典型的乳腺纤维腺瘤如何确诊

可以在B超引导下穿刺活检病理检查确诊，也可通过微创手术取出做病理检查。

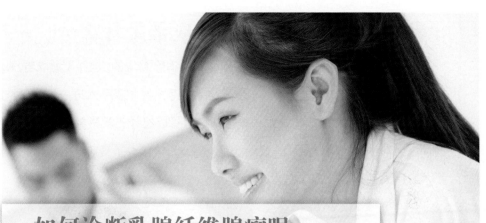

如何诊断乳腺纤维腺瘤呢

乳腺内有无痛性肿块，一个或多个，肿块呈卵圆形或圆形，质地实而硬，表面光滑。结合乳腺钼靶（必要时做）或乳腺彩超检查，一般均可诊断。乳腺肿块穿刺活检或微创活检病理检查可以明确诊断。

乳腺纤维腺瘤的检查方法有哪些，首选的检查方法是什么

乳腺纤维腺瘤的检查有钼靶、乳腺彩超及乳腺肿块穿刺活检，乳腺彩超最普遍，是目前首选的检查方法。

如何治疗乳腺纤维腺瘤

乳腺纤维腺瘤最有效的治疗方法就是手术。一般观察1~2年内肿块存在，且有增长的趋势应立即手术切除。

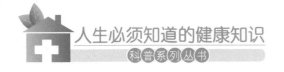
乳腺纤维腺瘤的手术适应证是什么

乳腺纤维腺瘤一旦形成，依靠药物是不能消除肿块的，但并不意味着只要一发现纤维腺瘤就需立即手术。应严格掌握手术时机及手术适应证，不能一概而论。对于肿物比较小，生长缓慢的患者可以选择先观察随诊，如果短时间内出现生长较快或出现一些伴随症状或B超检查有丰富血供者，应选择手术治疗。

乳腺纤维腺瘤的手术时机如何选择

（1）对诊断明确的未婚妇女，可考虑择期手术处理，以婚前切除为宜。

（2）对婚后未孕的患者，宜在计划怀孕前手术切除。因为妊娠期和哺乳期都有大量的雌激素释放，5%~10%的患者会出现肿瘤迅速生长。

（3）孕期内发现肿瘤且有增大者，宜在怀孕3~6个月间行手术切除。

（4）对于无妊娠、哺乳、外伤等促使肿瘤生长的情况时，肿瘤短期内突然生长加快，应立即手术。

乳腺纤维腺瘤有哪些手术方式

（1）传统开刀手术切除，术后少部分患者有术痕。

（2）微创手术切除，术后无切口痕迹。

传统开刀如何切除乳腺纤维腺瘤

手术切口的设计需考虑美学与功能的需要。需要哺乳者，可沿乳晕边缘行弧形切口，但腺体游离需做放射状切除。手术时最好将整个肿瘤及其周围部分正常乳腺组织一并切除，或将受累部分做乳腺的区段切除，避免复发。

乳腺纤维腺瘤开刀切除后会复发吗

可能会复发。但是在被切除的肿瘤区域以外的乳腺象限内，或对侧乳腺再发生同样的肿瘤，不应认为是复发，严格地说应为多发倾向。

如何判断乳腺纤维腺瘤术后复发

在原位又重新出现此种肿瘤者为复发，反复复发应警惕分叶状肿瘤的可能。

传统开放手术的缺点是什么

这种术式在乳房上会留下手术瘢痕，影响美观，尤其对于乳腺多个象限内的多个肿物，手术瘢痕更明显且不能一次完全切除。

微创手术如何切除纤维腺瘤

微创手术是在腋下或乳晕等隐蔽的部位取长约3毫米的切口，在超声或钼靶引导下应用旋切针将肿物旋切出来，痛苦小，术后只留下一个3毫米左右大小的针眼，恢复快，不需住院，不用拆线。

乳腺多发纤维腺瘤微创手术的技术优势是什么

微创手术可以通过一个切口一次性同时切除多个肿瘤，多发肿物或临床触摸不到的微小乳腺肿瘤的患者特别适合采用这种手术。此外，在对于性质不明的肿块，可以在B超定位下进行活检和病理检查，对3毫米微小的肿瘤也可精确切除，这对于乳腺癌的早期诊断和治疗无疑是一种非常好的方法。

良性乳腺疾病

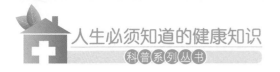

乳腺纤维腺瘤行微创手术有哪些缺点

微创手术费用较高，对于未育女性乳头旁的纤维腺瘤不能行微创手术，避免损伤乳管，影响哺乳。极少数患者术后会出现皮下淤血、淤斑，1月内均会自行吸收消失，不需要处理。

不选择手术的乳腺纤维腺瘤患者需要注意什么

对于不手术的患者需定期复查，观察肿瘤大小、形态有无变化，有无增大趋势，肿瘤周围有无新生血管产生。

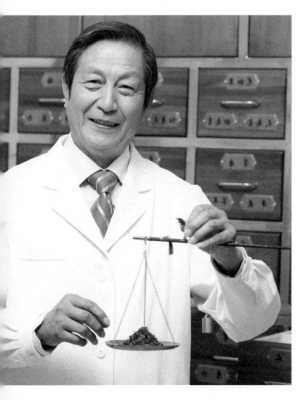

对于乳腺纤维腺瘤，只口服药物，不手术可以吗

对未婚女性，若肿瘤生长缓慢，体积小者可试用中药治疗，若是多发性乳腺纤维腺瘤在切除大的肿瘤基础上，剩余小的肿瘤可试用中药治疗。中医中药治疗原则是疏肝解郁。常用参考方药有：①柴胡6克，当归9克，赤芍12克，广郁金9克，全瓜蒌（杵）30克，制半夏9克，莪术30克，贝母12克，石见穿30克，冰球子9克，山甲9克；②月经不调者加仙灵脾30克，

仙茅12克。若经中药治疗或口服加味逍遥丸、小金片等治疗后3~6个月，效果不明显，瘤体增大，需要手术治疗。需要提醒的是药物治疗通常对乳腺纤维腺瘤无效，只改善增生结节。

乳腺纤维腺瘤会自行消失吗

大部分乳腺纤维腺瘤不能自行消失，但是增生性纤维腺瘤随着增生的好转可以自行消失。

良性乳腺疾病

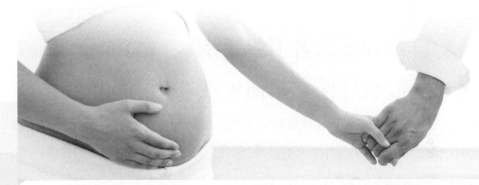

妊娠期和哺乳期，乳腺纤维腺瘤应如何处理

在妊娠期和哺乳期，乳腺纤维腺瘤如果没有变化可先不手术，待哺乳结束后再手术治疗。如果纤维腺瘤突然增大，建议先穿刺活检，明确肿瘤的性质，也可做开放手术治疗，但必须避免损伤乳管，不影响哺乳。

乳腺纤维腺瘤会有钙化吗，
与乳腺癌的钙化有什么不同

乳腺纤维腺瘤会有钙化，少数纤维腺瘤可在钼靶片上常看到粗大钙化，而乳腺癌有细小的钙化点，成簇状聚集。

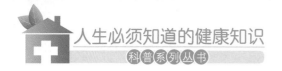
乳腺纤维腺瘤会恶变吗

乳腺纤维腺瘤虽是良性肿瘤，其恶变倾向小，有极少数纤维腺瘤尤其是反复复发生长者仍可发生恶变，是发生乳腺癌的危险因素之一。

巨大的乳腺纤维腺瘤应如何治疗

巨大的乳腺纤维腺瘤被发现后应及时行开放手术治疗，将包膜外组织连同瘤体一并切除，预后良好。

乳腺纤维腺瘤患者不愿手术，又不放心病理性质如何处理

每一个有经验的医生诊断即使是99%的准确，也会有1%的可能与病理性质不符，最好的办法是穿刺活检病理检查明确性质，这样既减少创伤又做了最好的诊断。

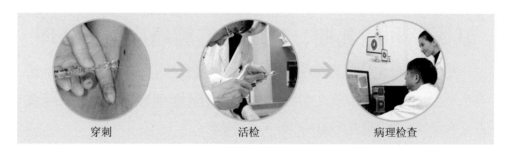

穿刺　　　　　　活检　　　　　　病理检查

乳腺纤维腺瘤切除后还会再长吗

一般原来的乳腺纤维腺瘤切除部位不会再长，除非切除术时残留少许纤维瘤包膜组织可诱发乳腺纤维腺瘤，其他部位需要定期复查，尤其是有多发倾向者，不排除有再长的可能。

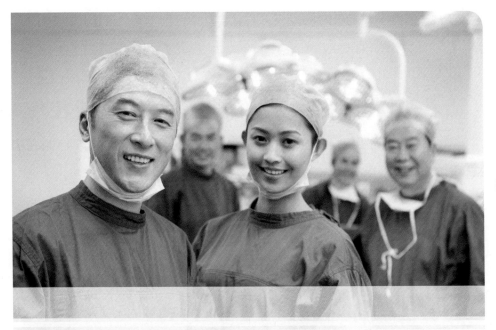

良性乳腺性疾病

微创手术切除乳腺纤维腺瘤能切除干净吗

以往的真空微创技术设备有缺陷，加之局部麻醉技术的原因，是有部分患者微创手术后有残留，但随着技术的改进和提高，目前微创手术完全能切除干净乳腺纤维腺瘤。

什么样的乳腺纤维腺瘤不能行微创旋切手术

一种是极个别沿导管生长的纤维腺瘤，需要切除整个导管才可根治，否则易复发。此种病理类型纤维腺瘤即使切开术后也容易复发，往往复发后才发现。另一种是位于乳头正后方位置表浅的纤维腺瘤。

乳腺纤维腺瘤手术后影响患者哺乳吗

一般不会影响。一般手术不会破坏乳腺正常的组织结构和层次，但是手术不细

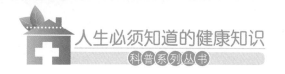

致或不规范的操作会造成个别患者乳腺导管狭窄或不通,日后术区易发生哺乳期乳汁淤积,导致乳腺炎的发生。

沿乳晕切开的乳腺纤维腺瘤手术影响哺乳吗

不会。手术时医生根据生理和美观的要求考虑沿乳晕切开皮肤,按照乳腺层次结构沿放射状切开取出瘤体。

多发乳腺纤维腺瘤真空微创手术会影响乳房的正常外观吗,是否会引起塌陷

不会。大量临床病例证明瘤体切除后瘤体周围组织结构和少量渗出液填充创面,不会出现塌陷或影响外观,即使是同时切除30余个瘤体。

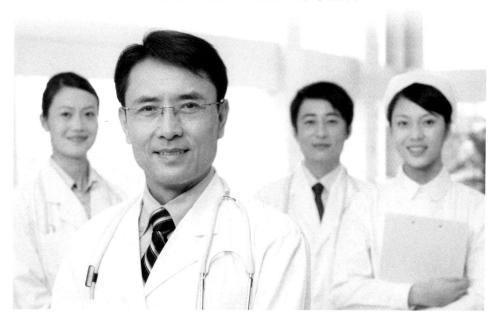

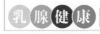

经产妇女乳头周围的乳腺纤维腺瘤能否行真空微创手术

可以。已生育、已哺乳的妇女,即使是乳头旁或乳头后方均可以微创手术,采用传统技术使乳管不损伤,乳房不变形。

怎样预防乳腺纤维腺瘤的发生呢

(1)保持良好的心态和健康的生活节奏,克服不良的饮食习惯和嗜好,有规律的工作和生活是预防乳腺疾病发生的有效方法。根本上是调整内分泌系统,体内激素水平失调易诱发乳腺肿块或纤维腺瘤的形成。

(2)内衣佩戴勿过紧,避免影响乳房淋巴循环,增加乳腺毒性物质及变性的细胞排泄不畅。

(3)慎用含雌激素类药物和保健品,慎用丰胸产品及食品。

(4)保持适量的运动。运动不仅有助于乳房健美,还能降低乳腺疾病的发病率。

(5)每月进行乳房自检,每年进行专业检查。一般选择月经后的1周到两周是检查的最佳时期,如果发现乳房有肿块时,一定要及时就诊。

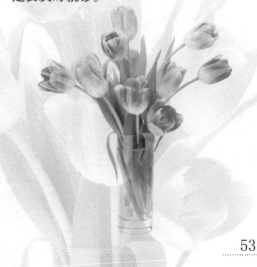

副乳腺

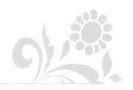

什么是副乳腺

在胚胎期正常乳腺发生部位以外的其他部位，乳腺不完全退化或部分存留而形成的乳腺组织，称为副乳腺，是先天发生的副器官。

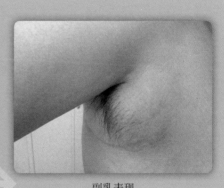

副乳表现

副乳腺通常好发于什么部位

一般多位于正常乳腺附近，最常见于腋窝部位，但也可见于沿着乳腺嵴排列，从腋窝到腹股沟部分布，少数则见于腹部、腹股沟部、大腿内侧，偶可发生于面颊、耳、颈、上肢、肩、臀、背、外阴等处，呈单侧分布或双侧分布。

副乳腺的发病率高吗

副乳腺发病率为2%~6%。男女皆可发生，女多于男（5∶1）。

副乳腺形成的先天原因是什么

在人的胚胎第6周时其躯干的腹面两侧，外胚层细胞增厚形成脊状，相当于腋下到腹股沟的弧形连线，这两条脊状突起叫生乳线，线上有许多乳腺始基。由于人类一般只生育一胎或双胎，不需要许多乳腺哺乳，所以仅胸前的一对乳腺始基继续发育，形成乳头芽。到胚胎3个月时，形成乳腺管。其余的乳腺始基一般于胚胎第9周后逐渐消退。如退化不全，则在出生以后形成多余的乳房，医学上则称为"副乳腺"。

副乳腺有几种类型

一般有三种类型：①有乳腺组织无乳头；②有乳头无乳腺组织；③有乳头又有乳腺组织。

副乳腺有哪些危害

（1）影响美观：特别是夏季，造成穿衣等诸多不便。

（2）疼痛：副乳中的腺体可以随人体激素水平变化而变化，会出现肿胀、疼痛，严重时可能影响到上肢的活动，此种疼痛通常呈规律性发作，多出现在月经前。

（3）患乳腺疾病：完整的副乳腺组织结构与正常乳房的乳腺组织相类似。因此，正常乳房可发生的疾病，副乳腺同样也可能发生，如副乳腺增生、副乳腺纤维腺瘤、浆细胞性副乳腺炎甚至副乳腺癌。

副乳腺有什么表现

多数副乳腺局部皮肤稍有隆起，或者只见一点皮肤色素加深，中央可有一点点皮肤增厚，类似小小的乳头。有的仅有乳腺，有的仅有乳头，但也有在腋部可见完整的乳体（乳头、乳晕、腺体），且较大。月经前副乳腺也发胀疼痛，妊娠时明显增大，有乳头者在哺乳期间甚至还分泌乳汁。

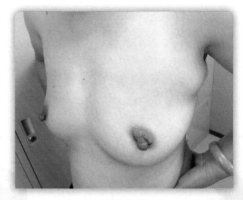

副乳表现

副乳腺自我诊断的标准是什么

（1）腋窝附近或正常乳房周围出现局部隆起或皮下肿物。

（2）肿物有酸胀感，特别是经前明显者，月经后好转。

（3）触诊时用手指可捏起，质较软，边界不清，触之内有腺叶感的韧性组织。

副乳腺通常与哪些疾病相鉴别

副乳腺应与子宫内膜异位囊肿相鉴别。子宫内膜异位囊肿与月经周期关系密切，表现肿块在经前肿胀，经后萎缩。副乳腺虽在月经周期中亦有反应，但与妊娠哺乳关系更为密切，表现在妊娠期出现肿块，产褥期肿块继续增大。病理检查前者可查到子宫内膜组织，而后者则为乳腺组织。另外，将副乳腺的炎症误认作淋巴结发炎，或易误诊为淋巴结核；将副乳腺的乳腺小叶增生误诊为脂肪瘤，或误认为淋巴结肿大。这些需要咨询有经验的医生加以鉴别。

副乳腺的治疗方法有哪些

手术切除副乳腺隆起的腺体这种治疗副乳腺的方法较为彻底，其次有口服药物，以治疗乳腺增生的药物为主，可以缓解疼痛。另外可口服调整内分泌的中成药，如加味逍遥丸等。

副乳腺一定需要治疗吗

若属于没有腺体的不完整副乳，且无明显不适症状、亦不影响美观者，可定期观察，并不需要特殊治疗。

什么样的副乳腺适合手术切除治疗

（1）有明显疼痛病症并影响正常生活者。

（2）较大的腋前副乳腺影响美观、着装者，同时患者有迫切手术的请求，可承受手术治疗。

（3）有副乳腺纤维腺瘤、副乳头溢液或副乳腺内肿块明显胀痛者，特别是肿块近期明显增大及有一定恶变可能者。

（4）诊断不清，不能排除其他肿瘤者。

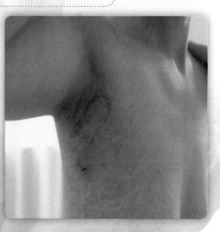

副乳术后

良性乳腺疾病

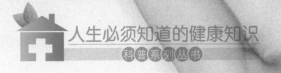

传统的副乳腺手术如何做

　　传统的切除副乳腺手术一般在静脉麻醉或局麻下进行。切口选择会考虑到美观、隐蔽,可设计在腋窝前部皮肤皱褶皮纹处。

目前手术切除副乳腺
最常用的方法是什么

　　现在比较通用的方法是采用安珂微创手术。有经验的医生会沿着患者的皮肤皱纹,只需要一个2~3毫米的小孔,把副乳腺取出来。这种方法对患者的身体创伤小、出血少,并保证了外形美观。而且这种方式是利用彩超定位切除,既安全又不会残留。

所有副乳腺均可以用微创手术治疗吗

　　不是。对于较大的副乳腺,特别是已有明显松弛下垂、有皮囊形成者,术后松弛的皮肤难以完全恢复,影响美观,此类患者术中需做部分皮肤切除,因此不适合微创手术治疗。

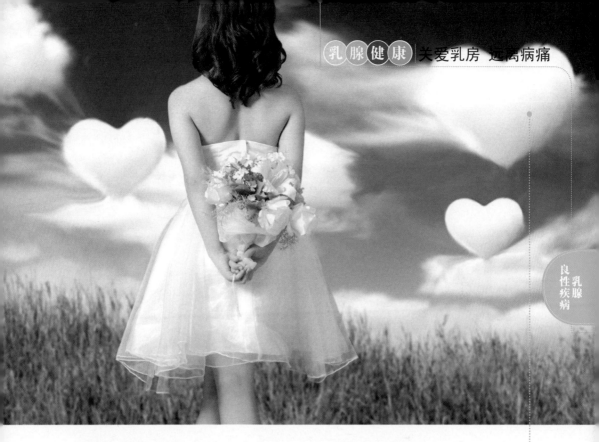

副乳腺切除术后常见的并发症是什么

常见并发症是皮下积液形成。此种情况常见于副乳较大且手术创面较大患者，尤其是切除上臂内侧部分副乳腺时，更易形成积液，主要是由于上臂易活动，加压易松弛。一般术中放置引流管或引流条引流可以避免发生。

为何有副乳腺的皮脂腺囊肿
易被误诊为乳腺癌

有的副乳腺皮脂腺囊肿临床查体在腋下可触及一类圆形肿物，活动度差，易被误认为是乳腺癌转移的腋窝淋巴结。主要的区分方法为查体常见皮脂腺囊肿表面有黑头，且位置较表浅，转移的腋窝淋巴结位置稍深。可以结合超声、核磁等辅助检查进行鉴别诊断。

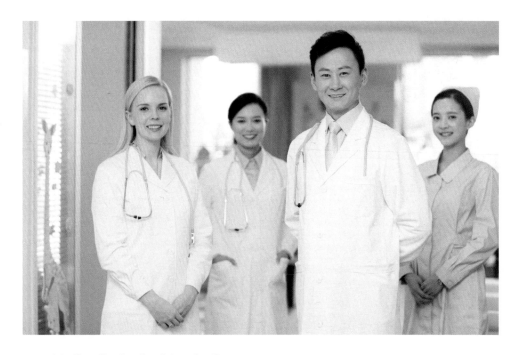

副乳腺也会长肿瘤吗

副乳腺具有腺体，由乳腺组织所构成，是受性激素影响的性器官，部分可随月经周期变化有胀痛、肿块，经前、妊娠及哺乳时可呈现胀痛以至泌乳等临床病症。任何能引起乳腺肿瘤的因素都可使副乳腺肿瘤发作，副乳腺肿瘤同样可为良性或恶性。

副乳腺长乳腺癌的概率高吗

完整的副乳腺因其具有同正常乳房一样的组织构造、生理特性和病理性变化，同样受女性激素的影响，如雌激素、孕激素及催乳素等，在月经周期、孕期或哺乳期出现肿胀、疼痛，哺乳期间有少量乳汁分泌。正常乳房可能面临的疾患，如乳腺炎、乳腺小叶增生、乳腺纤维腺瘤、乳腺癌等，均可以发生于副乳腺。此类副乳腺，与正常乳腺相比，副乳腺发生恶变的概率更低，但是一旦形成副乳腺便容易发生转移。

所有的副乳腺都有可能长肿瘤吗

并不是这样，不完整性副乳腺，特别是只有乳头、乳晕而没有腺体组织者，对身体影响不大，没有演化为副乳腺癌的风险。

哪类副乳腺更易患副乳腺癌

完整性副乳腺以及有腺体组织的不完整性副乳腺，特别是那些出现肿块者在非月经期、孕期或哺乳期也在暗中悄然增大且出现胀痛，发展为副乳腺癌的可能性很大，应及时就医明确诊断。

副乳腺术后并发症怎样预防

(1) 术中仔细止血。

(2) 术后加压包扎。

(3) 避免过早活动影响皮肤与组织闭合。

良性疾病 乳腺

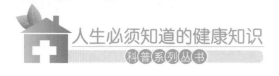

乳头溢液

什么是乳头溢液

乳头溢液是乳腺疾病的常见症状,可分为生理性溢液及病理性溢液。生理性溢液是指妊娠和哺乳期正常的泌乳溢液现象,还有一些由药物引起,如口服避孕药、镇静药、降压药及H_2受体阻滞剂引起的双侧乳头溢液,脑部垂体瘤患者乳头溢液等。病理性溢液是指非生理情况下,与妊娠哺乳无关的一侧或双侧来自一个或多个导管的自然溢液,可间断发生,也可持续数月到数年,是真性乳头溢液。

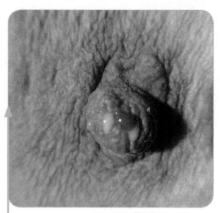

乳头溢液

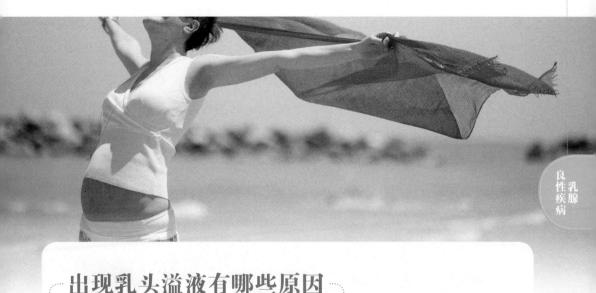

出现乳头溢液有哪些原因

如果出现的乳头溢液是单孔乳头溢液者, 常常见于以下几种乳房疾病:

(1)乳腺导管扩张症: 患有此病的部分患者, 早期首发症状为乳头溢液。溢液的颜色多为棕色, 浑浊多见, 少数为血性; 溢液化验检查可见有大量浆细胞、淋巴细胞而无瘤细胞。此病好发于40岁以上非哺乳期或绝经期妇女。部分发生于浆细胞性乳腺炎, 溢液的乳晕区有与皮肤粘连的肿块, 大小不等, 同侧腋窝淋巴结可肿大、质软、有触痛。若并发感染时, 肿块局部有红、肿、热、痛的炎症表现。

(2)乳管内乳头状瘤: 此病以40~50岁者多见, 溢液的颜色为清亮透明的淡黄色, 或稀薄稍有黏液, 有时存在血性溢液。75%的瘤体发生在邻近乳头的部位, 瘤体很小, 带蒂而有绒毛, 且有很多壁薄的血管, 故易出血。化验检查溢液内可找到瘤细胞。有时患者仔细触扪乳房, 可发现乳晕下有大小不等的包块, 质软、光滑、活动。

(3)乳房囊性增生: 以育龄妇女多见。部分患者乳头溢液为黄绿色、棕色、血性或无色浆液样, 化验检查溢液内无瘤细胞存在。此病有两个特点: 一是表现为乳房周期性胀痛, 好发或加重于月经前期, 症状轻者不容易发现, 重者可影响工作及生活。二是乳房肿块常为多发, 可见于一侧或双侧, 也可局限于乳房的一部分或分散于

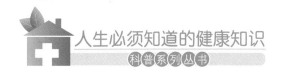
整个乳房。肿块呈结节状且大小不一，质韧不硬，与皮肤无粘连，与周围组织界限不清，肿块在月经后可有缩小。

（4）乳腺癌：部分乳腺癌患者有鲜红或暗红色的乳头溢液，有时会产生清水样溢液，无色透明，偶有黏性，溢出后不留痕迹，化验检查溢液内可找到癌细胞。45~49岁、60~64岁为此病的两个发病高峰。其起病缓慢，病人在无意中可发现乳房肿块，多位于内上象限或外上象限，触摸不痛，可逐渐增大。晚期病变部位出现橘皮样皮肤改变及周围可有多个结节，腋窝淋巴结有肿大、质地硬，随病程进展相互融合成团。典型的病例在乳腺钼靶上可见到沿导管分布的簇状钙化点。

非哺乳期女性乳头溢液有哪些常见原因呢

（1）患有脑部疾病，如间脑疾病或脑垂体病变、间脑及其附近组织肿瘤、泌乳素腺瘤、松果体瘤、垂体功能亢进、肢端肥大症等。

（2）患有内分泌系统疾病，如原发性甲状腺功能低下、肾上腺瘤等。

（3）患有胸部疾病，如慢性乳腺炎、胸部带状疱疹、胸壁损伤等。

（4）药物不良反应，如服用氯丙嗪、吗啡、利血平、胃复安、丙米嗪、甲基多巴、避孕药以及促进胃动力药吗丁啉等，从而导致乳房溢液。

（5）乳房的局部刺激和全身的应激反应，如经常玩弄或吸吮乳头、严重的精神创伤、突然的生活习惯改变等因素，也可促进催乳素的分泌，导致催乳素出现短暂性的增高而引发乳头溢液。

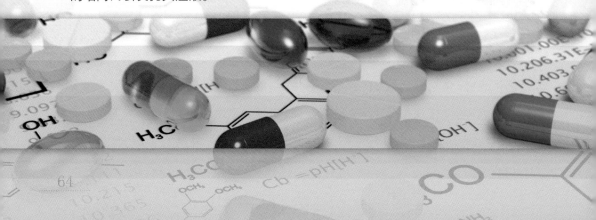

乳头溢液有什么特点呢

溢液在双侧或单侧乳头均可发生。双侧性溢液则是多见于生理性的,如停止哺乳1年内,多数妇女仍会有少量乳汁分泌。妊娠中晚期,一些孕妇的双乳可挤出少许清淡色的初乳。

妇女进入更年期,由于内分泌紊乱会使部分妇女分泌少量乳汁。以上都属生理情况。双侧乳头溢液病理性少见,有一种叫闭经–溢乳综合征的疾病,是由于

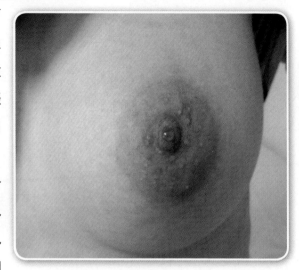

乳头溢液

良性乳腺疾病

垂体微腺瘤引起,除溢乳外还伴有闭经、头痛、视野变窄、血中催乳素升高等,脑部CT检查可确诊。还有一种双侧乳头溢液见于部分乳腺增生的患者。同样,单侧乳头溢液也可发生上述情况。

乳头溢液分为哪几种类型

乳头溢液的部位和性状对判断疾病的性质具有重要临床意义。根据乳头溢液的肉眼观察可分为以下8种类型:

(1)乳汁样液:溢液颜色似去脂乳汁。常见于闭经–溢乳综合征(乳溢症)、垂体前叶功能亢进综合征或口服避孕药后因垂体被抑制泌乳素释放过多所致,部分乳腺增生症患者也可出现,常为两侧多管溢液,自动性流出。

(2)粉刺样或豆渣样溢液:多由乳腺导管扩张症引起,患者多有先天性乳头凹陷,乳头有脂质粉刺样带有臭味的分泌物溢出。此种溢液黏稠,多种颜色混杂,自动

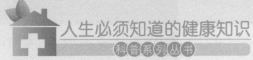
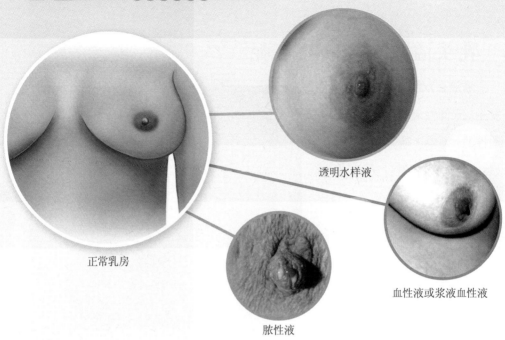

正常乳房

透明水样液

血性液或浆液血性液

脓性液

外溢。通常也是双侧多个导管。患者常伴有灼热、肿胀、瘙痒，还可见于更年期或中青年妇女性腺功能低下者。

（3）透明水样液：溢液稀薄如水样，多由导管内乳头状瘤、乳腺囊性增生病及乳腺癌等疾病引起。近来有人认为水样溢液大约30%可能为乳腺癌。

（4）脓性液：溢液似脓汁，常见于产后急性乳腺炎乳腺脓肿，部分为乳腺导管扩张症。

（5）浆液性液：呈浅黄色，大部分病例为乳头下部的导管内乳头状瘤引起，亦可见于乳腺囊性增生病、乳腺导管扩张症及乳腺癌。

（6）血性液或浆液血性液：血性液呈红色，浆液血性液呈粉红色。血性溢液以导管内乳头状瘤较为多见，若50岁以上患者单侧乳头血性溢液，常提示可能为导管内乳头状癌，应高度重视。浆液血性既可由导管内乳头状瘤、乳腺囊性增生引起，也可由导管内乳头状癌所引起。

（7）淡绿色溢液：分泌物为浅色的绿色液体，较少见。常见于乳腺囊性增生症。

（8）棕色溢液：陈旧的血性溢液淤积流出时有此种表现，多见于乳头状瘤，部分为乳腺增生症。

总之，乳头溢液是乳腺疾病一个重要的临床表现，其中10%~15%可能是乳腺癌。出现乳头溢液要及时到医院就诊，首选乳管镜检查，乳管镜检查可确定乳头溢液原因，明确有无肿瘤，可在乳管镜直视下看到明确的肿瘤位置及导管分级，以便于手术。其次，可选择B超检查，部分导管内乳头状瘤B超检查明确。目前乳管镜检查已取代乳管部分造影检查。

乳腺导管扩张症
出现乳头溢液的原因及临床表现

乳腺导管扩张症后期又称"浆细胞性乳腺炎"，常因乳头内陷或乳腺上皮细胞脱落以及大量含脂质的分泌物淤积阻塞导管，以致分泌物排泄不畅，管内压力不断增高而引起导管扩张。其临床特点为：

（1）好发于40~60岁非哺乳期或绝经期妇女，患侧多有哺乳障碍史。

（2）乳头溢液为早期首发症状，常为多个导管溢液，呈棕黄色或灰白色稠厚物。

（3）常触及乳晕区肿块，直径多小于3厘米，边缘规整，早期常与皮肤粘连，同侧腋窝淋巴结不肿大。

（4）乳管镜检查可显示扩张导管的部位、范围和程度。

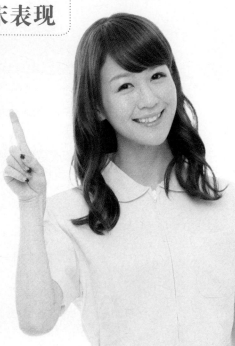

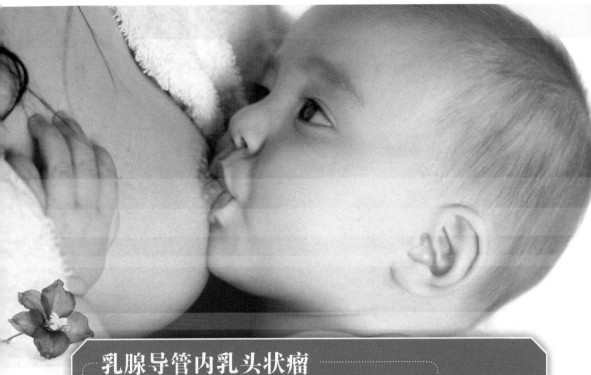

乳腺导管内乳头状瘤
出现乳头溢液的原因及临床表现

乳腺导管内乳头状瘤多见于30~50岁的中年女性，瘤体多位于乳晕处较大的输乳管内。可单发亦可同时累及数支大导管。肿瘤为多数细小分支的乳头状新生物构成，外形似小杨梅，有蒂且与受累的扩张导管壁相连。其主要临床表现：

（1）乳头间歇性自然排出少数陈旧性透明稀薄的血水或棕黄色、黄色浆液。

（2）约1/3的患者在乳晕区可扪及肿块，呈圆形、质软、光滑活动，直径小于1厘米。

（3）乳管镜检查可明确肿瘤的位置及大小等。

（4）溢液细胞学和肿物针吸细胞学检查可见肿瘤细胞。

乳腺囊性增生症
出现乳头溢液的原因及临床表现

乳腺囊性增生症较为常见,据文献报道其发病率约为育龄期妇女的50%左右。因有少部分病例可发展为癌,故个别学者称其为癌前病变。病变主要累及小导管及腺泡,也可累及大中导管。其临床特点是:

(1)与月经周期有关的乳腺疼痛,有时乳腺有针刺样疼痛。

(2)两乳内可扪及单一或多个囊性肿块或区段性颗粒结节。

(3)少数有乳头溢液呈浆液血性。

(4)钼靶X线摄影显示棉花状或毛玻璃状、边界模糊不清的密度增高影。若有囊肿形成时可见圆形、透亮阴影。

(5)乳腺B超显示增生部位不均匀、低回声区及无回声囊肿。

乳腺导管内乳头状癌
出现乳头溢液的原因及临床表现

乳腺导管内乳头状癌多见于乳腺导管内乳头状瘤癌变,好发于老年、多产妇女,是乳腺癌的一种特殊类型,平均发病年龄为50岁左右。其临床特点:

(1)发病缓慢,发病时间长,一般病程5年以上。

(2)乳晕区肿块质硬,常与皮肤粘连。

(3)约1/4病人有血性乳头溢液,常为单管溢液。

(4)溢液细胞学检查可见癌细胞。

(5)乳管镜检查可见肿瘤。

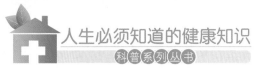
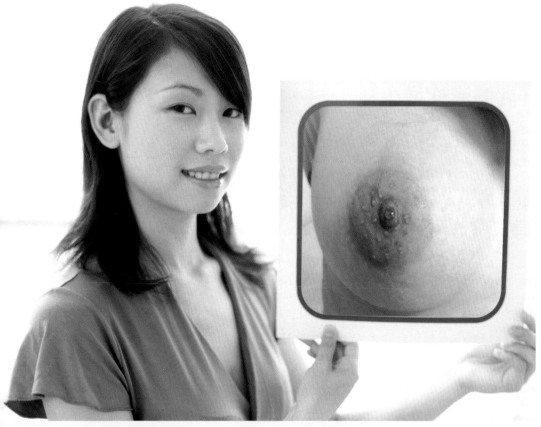

如何鉴别和诊断乳头溢液呢

(1)病因诊断：对乳头溢液患者进行病因诊断时，除详细了解病史及体格检查外，还需仔细观察溢液类型及是单个导管溢液还是多个导管溢液。此外，还应进行有关辅助检查，以帮助诊断。

(2)溢液量的评估：溢液量的评估可分为5个等级。（＋＋＋）：不用挤压，自然流出；（＋＋）：轻轻挤压时，丝状喷出；（＋）：用力挤压时流出2~3滴；（±）：强压时勉强可见；（－）：挤压也没有溢液。

(3)乳头溢液是许多乳腺疾病的共有症状，在临床上要做到鉴别诊断，必须详细询问病史，进行体格检查及各种辅助检查，仔细观察溢液性质，进行综合对比分析，才能对常见溢液疾病进行诊断及鉴别诊断。

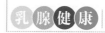

以乳头溢液为表现的乳腺导管扩张症与导管内乳头状癌如何鉴别

导管内乳头状癌多见于中老年妇女，起病缓慢，乳头常有血性溢液。乳腺内可触及无痛性肿块，随病情发展，肿块可与皮肤粘连，融成团块。钼靶X线摄影可见肿块阴影及钙化影，导管造影可见导管阻塞中断，管腔充盈缺损，管壁破坏。溢液及肿块针吸细胞学涂片检查，可找到癌细胞。乳腺导管镜检查可见肿瘤沿管壁生长，易出血。乳腺B超提示导管内有占位性病变，导管扩张。

乳腺导管扩张症以中年人多见，溢液为浅黄色或灰白色黏稠物，以导管扩张为主，少数乳晕区可以扪及肿块，早期可有触痛，腋窝淋巴结早期不肿大。

良性乳腺疾病

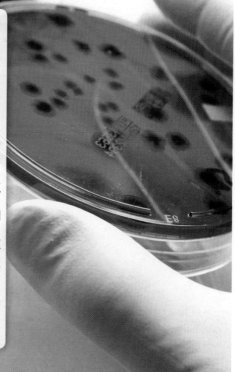

以乳头溢液为表现的乳腺导管扩张症与乳腺囊性增生症怎样鉴别

乳腺囊性增生症乳头溢液为水样或淡黄色，乳痛与月经周期有关，经前加重，经后减轻或消失。两侧乳内可触及散在的多个大小不一的结节，伴触痛。溢液及肿物针吸细胞学检查，可找到导管上皮、泡沫细胞、浆细胞、淋巴细胞等。

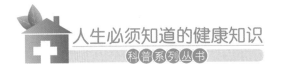

乳腺导管内乳头状瘤
与导管内乳头状癌如何鉴别

这两种病在临床上不易鉴别，尤其是导管内乳头状癌的早期阶段，病程较长，发展缓慢，年龄大于50岁的患者更不易识别。溢液细胞学检查找到癌细胞，溢液癌胚抗原（CEA）检测阳性者常诊断为乳头状癌。穿刺或手术活检组织检查才能最后确诊。

如何判断溢液是真性还是假性

真性溢液是指液体从乳腺导管内自然流出。假性溢液则常见于乳头凹陷者，由于乳头表皮脱落细胞积存于凹陷处，皮肤长期湿润会渗出少量黏性液体，时常有臭味。纠正凹陷乳头后，保持局部清洁干燥，"溢液"即会消失。

一侧乳房溢液是单孔还是多孔溢液
有什么区别

乳头有15~20个乳管的开口。出现溢液时要观察液体从哪一个或几个开口溢出。单孔溢液多为乳腺导管内乳头状瘤。多孔溢液常见于生理性、药物性、全身良性疾病或乳腺增生症，但是也不能排除导管内乳头状瘤病。

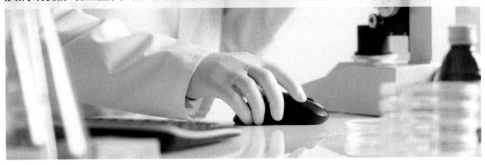

如何判断溢液是自行外溢还是挤压后溢出呢

自行外溢多为病理性的，乳腺癌患者约有13%有自发性溢液史，一般乳头部位有"湿"的感觉，或是内衣上有液体痕迹，都是自发的溢液。而经挤压乳头见到的溢液大多数是良性或生理性溢液。

乳头溢液多是良性疾病吗

是的，大多数溢液是良性疾病，但也应及时到医院检查以排除恶性肿瘤。血性溢液有恶性肿瘤的可能，更应该重视。

妊娠期和哺乳期也可出现血性溢液吗

是。偶尔、短暂出现的血性溢液是生理性溢液，无需特殊治疗，但是持续出现血性溢液则要全面检查。

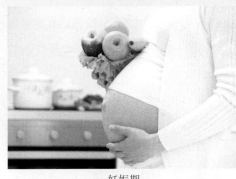
妊娠期

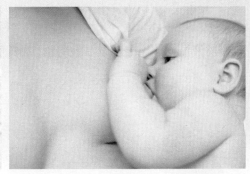
哺乳期

乳头湿疹也可引起溢液吗

乳头湿疹也会出现溢液，同时伴有瘙痒，此时需要及时去皮肤科就诊，及时发现并治疗诱发湿疹的原因。

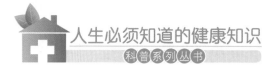
与乳头溢液相关的检查有哪些

（1）溢液细胞学检查：溢液细胞学检查简单、方便，能早期发现乳腺癌，为患者容易接受的诊断方法。有的学者提出所有乳头溢液均应常规进行细胞学检查。

（2）肿块针吸细胞学检查：乳头溢液伴有乳内肿块者，针吸细胞学检查对乳腺癌的诊断正确率可达96%，对乳头溢液的良性疾病的正确诊断率则较低，常需和临床所见及其他辅助检查结合起来综合考虑。

（3）活体组织检查：是确诊乳头溢液病因的最可靠方法，尤其是对早期微小瘤灶，影像学、细胞学诊断为阴性而临床又可疑，需进一步确诊时的可靠方法。若能在影像学定位基础上行穿刺活检，则可提高确诊率。

（4）B超检查：此法对良性乳腺疾病的病因诊断符合率可达80%~90%，超声检查可见到扩大的乳管、极小的囊肿，有时可见到导管内乳头状瘤，对乳腺恶性疾病的诊断符合率可达71%~90%。此法对患者无损伤、无痛苦，简便易行，具有分辨率高等优点。

（5）乳管镜检查：对乳头溢液良恶性乳腺疾病均有较大的诊断价值，尤其对有乳头溢液而体检无肿块及其他特征，或其他检查均为阴性者。乳管镜检查能在术前明确溢液的部位、性质和程度。

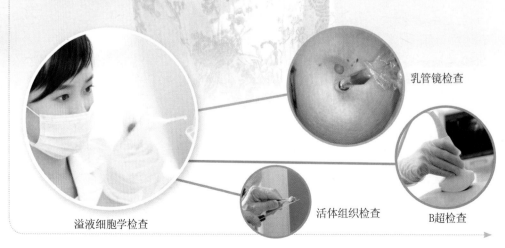

乳管镜检查

溢液细胞学检查

活体组织检查

B超检查

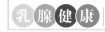

乳头溢液应当如何治疗呢

乳头溢液性疾病种类较多,乳头溢液是乳腺各种疾病所表现出的不同程度、不同原因的共性,无特异性。各种辅助检查各有其局限性。因此,乳头溢液性疾病的诊断及鉴别诊断就有一定的困难,以致在疾病的治疗上缺乏正确诊断的基础。

发现乳头溢液时,应首先区别真假溢液。假性溢液可行相应的局部治疗。

真性溢液应根据溢液的性质、细胞学检查、乳腺导管镜检查,判断其溢液是否为肿瘤所致。真性溢液分为:

(1)非肿瘤性溢液的治疗:常由乳腺导管扩张症、乳腺囊性增生等引起。前者可行药物治疗或手术治疗,后者可行中药治疗、西药治疗或手术治疗。

(2)肿瘤性溢液的治疗:常由导管内乳头状瘤或导管内乳头状癌引起。前者行局部区段切除,后者应行乳腺癌根治术。

中医对乳头溢液如何分类

(1)肾精不足型:除乳头溢液的症状外,患者可伴有倦怠乏力,腰膝酸软,头晕目眩,耳鸣,月经提前或不定期,脉沉细。诊断为肾精不足,冲任亏虚,治宜益肾填精,固冲任。参考药方:熟地20克、山药18克、仙茅12克、淫羊藿15克、山萸肉15克、旱莲草15克、夏枯草20克、麦芽15克、云苓18克、泽泻12克、丹皮12克、莲子12克、甘草6克、栀子9克、芡实12克。

(2)肝郁气滞型:除乳头溢液的症状外,患者乳房胀痛,情绪抑郁,胸胁胀痛,易怒,脘腹胀闷,食欲不振。诊为肝气郁

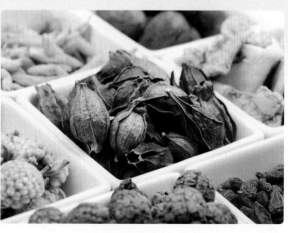

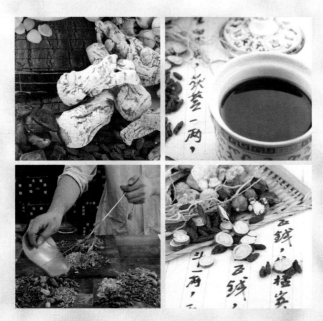

结，伤及脾胃，迫乳外溢。治宜疏肝理气，健脾。参考药方：柴胡9克、白芍12克、当归12克、白术15克、云苓18克、薄荷9克、熟地15克、大黄8克、麦芽15克、栀子12克、芡实15克、旱莲草20克、莲子12克、郁金12克、薏苡仁20克。

（3）气血亏虚型：除乳头溢液的症状外，患者面色淡白，少气懒言，自汗，乏力，头晕眼花，心跳加快，少眠多梦，月经失调或月经量少，舌淡，脉弱。诊断为中气不足，气血亏虚。治宜补气养血，固摄止溢。参考药方：党参24克、白术18克、五味子8克、川芎10克、云苓15克、白芍12克、熟地15克、当归12克、丹参15克、黄芪24克、栀子9克、旱莲草18克、香附10克、阿胶12克（烊化）、山慈菇12克、山药18克。

停止哺乳1~2年后仍有双侧乳头溢液该如何处理呢

（1）首先要检查催乳素水平，排除脑垂体疾病。

（2）不能按摩乳房、吸吮乳头，减少对乳房的刺激。

（3）口服维生素B$_6$及溴隐亭等抑制乳汁分泌的药物。

（4）开水冲泡炒麦芽后服用。

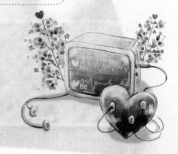

为何乳头溢液伴发的乳腺浸润性导管癌不能做保乳手术

因为此种乳腺癌病变累及多个导管,有潜在的多中心病灶的可能,病变范围很广,保乳手术有潜在的复发风险。此外,由于手术必须切除乳头乳晕区下方的乳管及病变组织,术后乳房美观效果难以保证。

病理检查为乳头状瘤病,为何要扩大手术切除范围

因为乳头状瘤病提示病变累及多个乳管,范围广泛,只有保证手术范围足够大,才能彻底清除病变组织,避免病变残留、复发及不易发现的癌变。

乳腺导管内乳头状瘤行区段切除手术会影响乳房的外观吗

这要看病变的范围情况,病变局限则手术范围小,一般不会影响乳房的外观。病变范围大,手术切除的范围相对也较大,会影响乳房的外观。

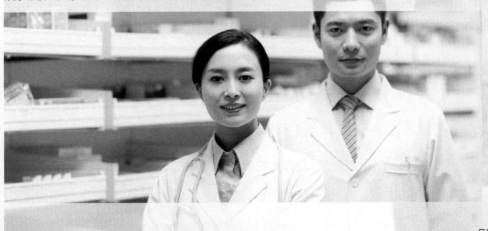

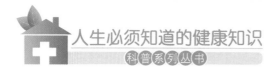
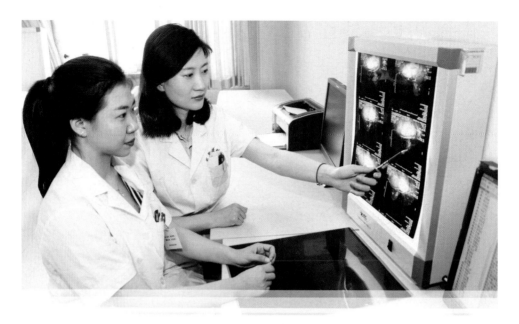

乳头溢液行乳管镜检查就能万无一失吗

不能。乳管镜检查是乳头溢液的首选检查,但是乳腺末端导管内的病变乳管镜不易发现,所以有的需要反复检查,及时复诊。

高泌乳素血症引起的乳头溢液如何治疗

高泌乳素血症引起的乳头溢液口服溴隐亭即可,待泌乳素水平正常后乳头溢液症状会逐渐消失。

如果没有乳头溢液,
发现沿导管分布的成簇钙化需处理吗

需要手术。出现这种情况是因为肿瘤阻塞导管并沿着导管生长,恶性肿瘤可能性大,要立即治疗。

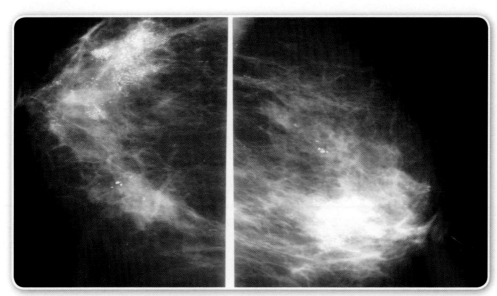

乳腺X检查显示沿导管走行的密集钙化

长期口服某些药物会引起乳头溢液吗

会。有些避孕药及精神类药物的不良反应导致乳头溢液,需及时咨询相关专科医生,在不影响现有疾病治疗效果的前提下,可以更换药物,避免溢液发生。

经常挤压乳头检查是否有溢液对吗

不必频繁检查,一般每3个月检查一次即可,过多的刺激乳头反而会引起乳头溢液增多。若出现乳头溢液的情况应及时就诊。

原位癌伴有乳头溢液可行保乳手术吗

可以。保乳手术的同时将溢液的导管全部切除,包括乳头部位,再整形乳头即可。

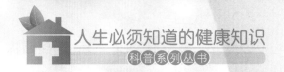
乳头溢液手术会发生乳头缺血坏死吗

如果乳头根部不超过3个以上导管同时进行区段切除，即不超过乳晕的半圆，一般不会发生乳头缺血坏死。

乳腺肿块同时伴有双侧乳腺多孔、多发、多量溢液时即行手术可行吗

不可以。此时需明确溢液的病因，对乳房肿块进行穿刺定性，同时口服溴隐亭减少溢液分泌，避免发生乳瘘，伤口不愈合。

为什么乳腺导管内乳头状瘤手术后必须定期复查

因为导管内乳头状瘤即使切除了病变部位（即术中看到的瘤体），并切除了瘤体周围组织及显影的交通支，但也不能完全排除末端交通支是否有瘤体存在，若有瘤体存在，并且未定期复查，未及时发现，会贻误最佳的治疗时机。

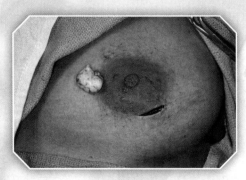

乳头状瘤手术

乳管镜检查后乳头溢液暂时消失是怎么回事

　　乳管镜检查是一种无创的检查,但镜子在行进中通过乳管时对周围组织有轻度的刺激和压迫,检查会造成乳管轻度水肿,致使乳管狭窄,造成短暂性乳头溢液消失,大约持续1个月左右,乳管水肿消失后溢液会再度出现。

良
性乳
疾腺
病

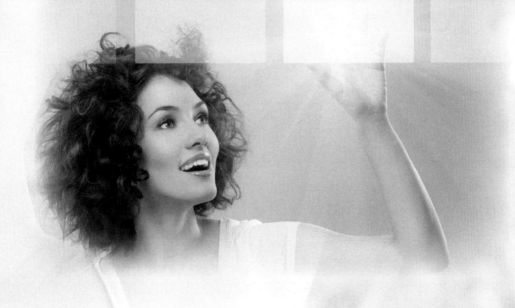

（本章编者：徐红　赵峰霞　王宁　卢振群）

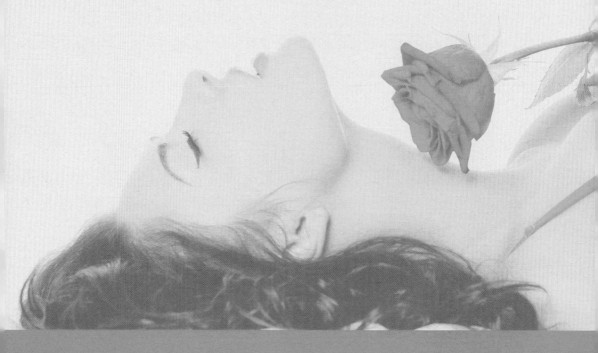

RUXIAN YANZHENGXING JIBING

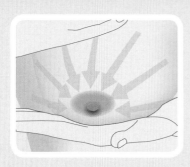 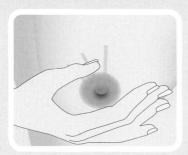 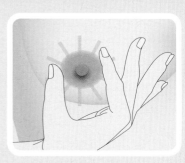

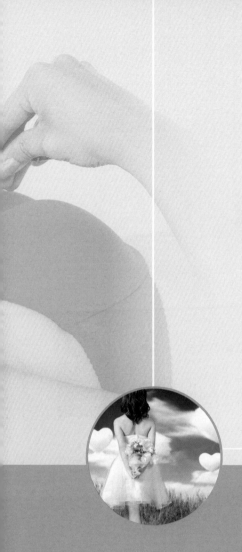
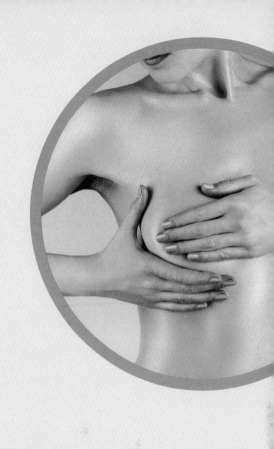

乳腺炎症性疾病

急性乳腺炎

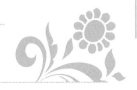

什么是乳腺炎呢

乳腺炎是指乳腺的急性细菌性感染，是产后的常见疾病，尤其是初产妇，哺乳开始时最为常见。

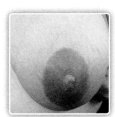

乳腺炎

发生乳腺炎有哪些原因呢

（1）乳房乳汁潴留造成的乳汁淤积。

（2）细菌侵入，多见于乳头部位的侵入。

乳汁淤积引起乳腺炎的原因是什么

淤积的乳汁是细菌生长繁殖的良好培养基，一旦机体抵抗力下降，细菌入侵，很容易引发乳腺炎。

引起乳汁淤积的原因有哪些呢

（1）乳头短小、过大、畸形、内陷都可使婴儿吸乳困难，导致乳汁淤积在乳房内。

（2）乳汁过多，婴儿没有将剩余的乳汁吸完，导致乳汁排空不完全，造成乳汁淤积。

（3）乳管本身炎症、肿瘤及外在的压迫（包括体位不当、睡眠压迫等），都有可能造成乳管不通，堵塞乳管，导致乳汁淤积。

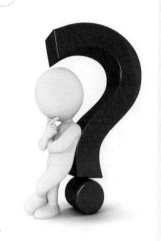

乳头皮肤的破损是细菌侵入引起乳腺炎的原因吗

初产妇乳头皮肤娇嫩、婴儿吸乳困难，易造成乳头周围破损，是细菌沿淋巴管入侵造成感染的主要途径。另外，婴儿经常含乳头而睡，也可使婴儿口腔内炎症直接侵入蔓延至乳管，继而扩散至乳腺间质引起感染。

哺乳者乳房受外压后也可出现感染吗

哺乳者夜间睡眠不慎，一侧乳房受压后乳汁未及时排空很容易引起乳汁淤积，加之抵抗力下降也可出现红肿，引起炎症。

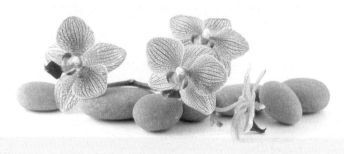

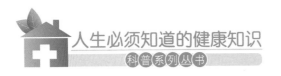

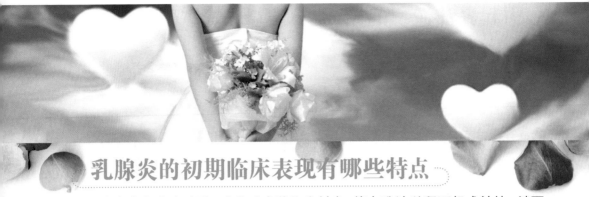

乳腺炎的初期临床表现有哪些特点

患者常有乳头皲裂，哺乳时感觉乳头刺痛，伴有乳汁淤积不畅或结块，继而乳房局部肿胀疼痛，皮肤发红或发热。部分患者首先出现的症状是发热，体温常达到39℃，化验血常规白细胞一般在10×10^9/L以上，中性粒细胞百分比偏高（80%左右）。

急性乳腺炎发展后有什么表现

乳房胀满、疼痛，乳汁分泌不畅，局部皮温高、压痛，出现不规则的硬结，有触痛。局部症状由轻到重，重则出现高烧不退、寒战，验血白细胞一般在20×10^9/L，中性粒细胞在90%以上。

乳汁淤积形成的肿块如何与乳腺癌鉴别

乳汁淤积形成表现为肿块或局部片状增厚、质硬时不易与乳腺癌鉴别。首先，通过手法治疗后肿块缩小或局部乳腺松软，B超检查"有囊肿"可以明确为乳汁淤积。其次，乳汁淤积常有诱因，比如乳房有受压或哺乳间隔时间过长、乳汁量过多未及时排尽等。随着时间延长，乳汁淤积的肿块有逐渐缩小的趋势，而乳腺癌均无上述任何表现，当乳腺B超检查肿块形态不规则，各种治疗无好转趋势时，有必要做穿刺定性。

哺乳期乳腺炎与炎性乳腺癌如何鉴别

哺乳期乳腺炎常见乳腺红肿、皮温高，全身发热的临床表现，白细胞多数高于正常，抗炎治疗、手法治疗有效。炎性乳腺癌无上述症状，皮肤呈橘皮样改变，易累及同侧淋巴管，呈淋巴管炎表现。所以，炎症部位皮肤增厚、水肿，无发热，白细胞总数不增高。

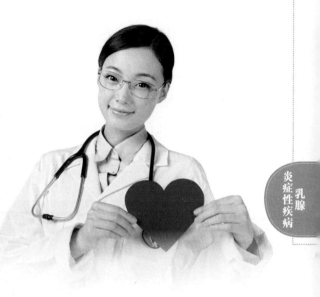

炎症性疾病 乳腺

副乳乳汁淤积形成腋下结节与腋下淋巴结肿大如何鉴别

副乳乳汁淤积形成腋下串珠状的结节，触摸感觉和乳房有点类似，质地较硬，挤压副乳头也可见白色乳汁溢出。腋下淋巴结肿大时触诊质地较韧，有压痛，而且多在感染性疾病后发生。

副乳乳汁淤积形成腋下串珠状的结节与淋巴结核如何鉴别

串珠状结节：①有乳汁淤积病史；②结节在皮下较表浅。

腋下淋巴结核：①有结核体征与症状，如体重下降，下午低热，局部潮红；②淋巴结核较少见，往往发现腋窝部淋巴结疼痛，在胸部X线检查时发现腋窝部或胸壁上部有钙化灶。

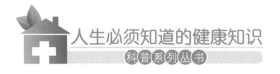
哺乳期乳腺炎如何治疗

（1）有乳汁淤积者快速通乳，手法治疗。

（2）发热需到医院检查血常规，如白细胞正常，则口服蒲公英颗粒即可，若白细胞高于$10×10^9$/L，则需输头孢唑啉抗炎治疗。至少3天，每天2次。两次间隔时间最好10小时以上。抗炎治疗3天后复查血常规，依结果定下一步治疗方案。

乳腺炎手法按摩治疗方法及注意事项

需每天早晚各2次，每次30下，向各个乳管方向做提拉动作。双手从患者背部，自乳管根部适当挤压，致使淤积乳汁沿交通支从乳头排出，按摩忌用力，避免使乳头水肿，加重排出困难。

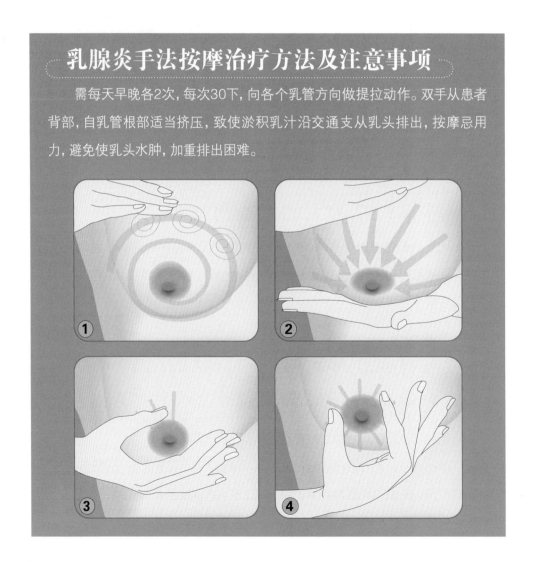

中药治疗乳腺炎常用哪些药物

（1）鲜仙人掌：适量，去皮刺后捣烂外敷患处，每日1次，3日为1疗程。

（2）如意金黄散：醋调和外敷即可。

（3）鲜葱：150克煎汤后，先熏后洗患侧乳房，每日3~5次，2日为1疗程。

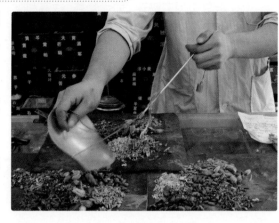

（4）芒硝：以1：5的比例溶于开水中，用厚纱布蘸药液热敷于患处，每次20~30分钟，每日3次，3日为1疗程。

（5）六神丸：研细末，以适量凡士林调成糊状敷于患处，每日更换1次，3日为1疗程。

（6）五倍子：研细末，食用醋调后敷于患处，每2日更换1次，10日为1疗程。

（7）鲜蒲公英、鲜菊花叶：捣烂成汁后外敷患处，每日1次，3日为1疗程。

治疗乳腺炎的食疗方法有哪些呢

蒲公英粥【原料】蒲公英60克、金银花30克、粳米50~100克。【制作】先煎蒲公英、金银花，去渣取汁，再入粳米煮成粥。【用法】任意服食。【功效】清热解毒。

治疗乳腺炎还有哪些方法

（1）用淡盐水（食用盐1勺加50毫升凉开水化开）清洗乳头，促使乳汁排出（用吸乳器或吸吮），这是治疗乳腺炎的首要前提。

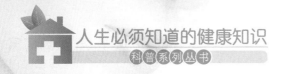

（2）注意休息，保证充足的睡眠，提高抵抗力。

（3）避免服用下奶汤，加强营养，提高机体抵抗力。

（4）适当理疗，可减轻炎症区及乳头区水肿，促进炎症吸收。

乳房有红、肿、热、痛但尚未形成脓肿时，可采取哪些方法治疗呢

（1）首先仍然要促进乳汁排空。当感到乳房疼痛、肿胀甚至局部皮肤发红时，要勤给孩子喂奶，尽量把乳房里的乳汁排干净，必要时可用吸奶器抽吸的方法排空乳汁。

（2）上述方法不理想时，则应用手法按摩排空乳汁，每天7~8次，每次尽量将乳汁排空，向乳头方向轻轻按摩以疏通乳腺，这是治疗早期乳腺炎，防止炎症进一步发展的最有效措施。

（3）抗炎治疗，血常规提示白细胞达到$10.0×10^9$/L以上需要大剂量抗生素抗炎治疗。

（4）配合理疗，可使乳腺炎症区水肿减轻。

（5）外敷仙人掌（去皮，捣碎）和如意金黄散（醋调），交替外敷患处，每次15分钟，每日4次。

乳腺炎抗菌治疗应选哪些药物

（1）首选青霉素类，480万单位，每日2次，间隔12小时，既往有过敏史或皮试阳性者禁用。

（2）其次选择头孢二代（头孢唑啉钠），1.0克，每日2次。

（3）哺乳不影响婴儿的抗生素有青霉素，或与青霉素克拉维酸钾联合使用，青霉素类药物过敏者则可选择红霉素。

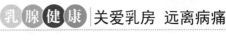

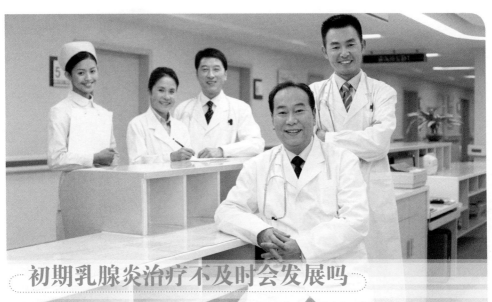

炎症性疾病 乳腺

初期乳腺炎治疗不及时会发展吗

　　手法治疗和抗炎治疗不及时可导致脓液形成，表现为红肿热痛范围逐渐增大，伴有高热、触痛。乳房红肿热痛大约第10天，乳房肿块中央渐渐变软，可感觉其中有脓液形成。

乳腺炎后期，即脓肿型乳腺炎
治疗不及时会怎样

　　当急性脓肿成熟时，可自行破溃出脓，若脓出通畅，则局部炎症快速消退，发热逐渐好转，疮口逐渐愈合。若破溃后脓液引流不通畅，炎症消退慢，症状改变不明显，还会伴有乳汁从伤口处溢出，导致伤口久治不愈。

急性乳腺炎治疗不当会出现什么后果

　　乳腺炎治疗不当的危害在于形成多发脓肿，无法哺乳，破溃出脓后乳汁自创口处溢出而形成乳漏。重者可出现脓毒败血症、感染性休克等，有生命危险。

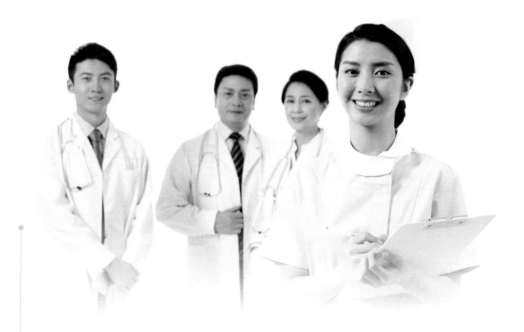

乳腺局部化脓有波动感时怎么办

将局部脓肿穿刺抽脓,必须反复多次,若穿刺效果差则切开充分引流,换药愈合。同时配合理疗,促进局部血液循环,促进伤口愈合。

乳腺脓肿形成后穿刺抽脓效果好吗

穿刺抽脓有效率为96%(据门诊统计),避免了切开引流,主要是穿刺的同时注入抗生素非常有效。4%的切开引流主要是脓肿形成后拖延时间过长,皮肤已破溃,只好切开引流。

乳腺脓肿穿刺抽脓具备的条件是什么

在超声引导下穿刺,必须由具备相当经验的医生操作,反复从不同的方向和角度抽吸,否则效果差,且疼痛症状加重。

乳腺脓肿形成后手法治疗有效吗

如果脓肿与乳管相通则部分脓液可随乳汁排出,手法治疗效果可以;乳腺脓肿形成后临床大部分手法治疗因疼痛症状加重,加之脓液黏稠,与乳管不通等原因会引起炎症扩散,导致患者发热,局部疼痛症状加重,效果差。所以脓肿形成后不宜手法治疗。

乳腺脓肿切开引流后伤口需多长时间愈合

切开引流时,脓肿有多个脓腔则愈合慢,引流换药时间长。单纯脓肿切开后,伤口一般1周即能愈合。

穿刺抽吸脓液或小切口引流脓液时可以继续哺乳吗

可以继续哺乳。已有大量数据资料证明,乳汁中所含少量的细菌一般不会对婴儿健康有影响。

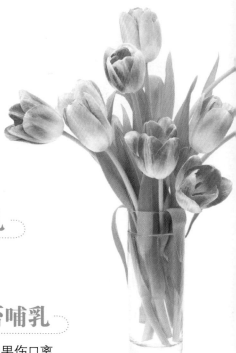

脓肿切开引流后是否还能哺乳

一般不影响哺乳,除非患者疼痛症状较重。

脓肿切开引流后换药期间能否哺乳

能哺乳,等哺乳后更换敷料,不影响伤口愈合。如果伤口离乳头近则需先换药后哺乳。换药时注意要用盐水纱布将消毒液清除干净。

乳腺炎症性疾病

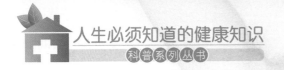
乳头有白色脓点能否哺乳

乳头有白色脓点,可以哺乳。哺乳前淡盐水清洗,哺乳后仍然淡盐水清洁消毒。

哺乳期出现乳头之外乳晕处有乳汁流出正常吗

正常,是由乳房腺体发育不完善致末梢乳管直接开口于乳晕皮下引起,保持清洁即可。

乳腺炎形成乳瘘时怎样治疗

乳瘘形成的原因多是切开引流或自发破溃(少数)损伤乳管和乳房乳汁淤积,造成大量乳汁从伤口排出。治疗方法为引流换药促进伤口愈合。超过2个月未愈合,应断乳减少乳汁分泌促进愈合。换药过程中勿用碘纱布,避免婴儿吸收碘。

婴儿吸吮致乳头损伤怎样治疗

淡盐水(食用盐1勺加50毫升凉开水)擦洗清洁即可,哺乳前后清洁乳头,保证干燥。

哺乳期乳腺炎高热时应怎样处理

多采用物理降温,也最安全。效果不佳时可用药物。最常用的物理降温为酒精擦浴(擦拭手心、腋窝、腘窝等处),其次为冰袋等。

哺乳期反复局部形成乳汁淤积应如何处理

正常哺乳无明显受压及乳头无异常者,反复出现乳汁淤积需警惕局部有无乳管病变, 咨询有经验的乳腺专科医生, 寻找乳汁淤积原因, 看是否需要做穿刺活检病理检查, 以排除肿瘤性病变。

哺乳期有时出现双侧或单侧腋下肿块是怎么回事

主要由副乳乳汁淤积引起, 少数乳房乳汁淤积也会发生。腋下副乳腺有时呈串珠样改变, 较表浅, 所以淤积的乳汁聚集在皮下, 触诊有大小不等、固定、质地较硬的肿块。

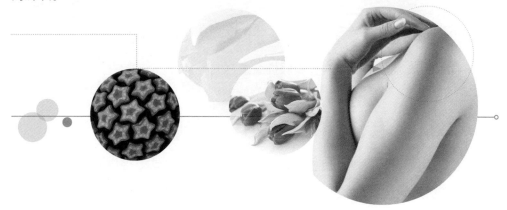

哺乳期, 分布在乳晕部位, 突出于皮肤的多个结节属于正常现象吗

正常, 这在医学上称之为蒙氏结节, 代谢旺盛或雌激素过高时表现明显。

哺乳期为何易发乳晕部位蒙氏结节炎

多因为清洁不及时以及长期湿润造成乳晕皮肤毛囊炎症, 也称之为蒙氏结节炎。

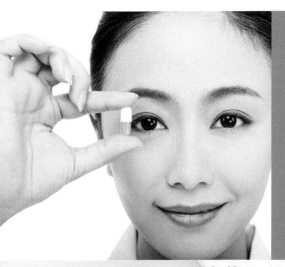

哺乳期蒙氏结节炎如何处理

一般可正常哺乳，除及时清洁分泌物，保持干燥外，还可局部外敷药物(仙人掌或如意黄金散等)；如有必要，口服抗生素首选青霉素类，其次为头孢类。(过敏者勿用)

哺乳期蒙氏结节炎红肿加重如何处置

局部外敷含抗生素的药物，口服抗生素(如头孢类)。

哺乳期蒙氏结节脓肿形成如何处置

立即引流脓肿，否则炎症加重，病变范围扩大，影响哺乳。引流的方法：①穿刺抽脓；②切开引流，此方法一般在穿刺抽脓效果不佳时使用。

副乳乳汁淤积怎样治疗

只要做好乳房乳汁通畅，副乳乳汁淤积自然能消退，个别淤积乳汁通过手法治疗能够排出。

副乳乳汁淤积不及时处理有什么危害

少数患者会引发副乳区浆细胞性炎症，形成瘘道，需要手术切除。大多数患者形成囊肿。也有一部分患者形成积乳沉积在副乳区，钼靶片上显示为钙化斑。

哺乳期妇女怎样预防乳腺炎呢

（1）避免乳汁淤积。

（2）防止乳头损伤，有损伤时要及时治疗。

（3）不要让孩子养成含乳头睡觉的习惯。很多母亲在给孩子喂养母乳的时候，总是习惯于让孩子含着乳头睡觉，这也是导致哺乳期妇女乳腺炎的一个重要原因。

（4）多吃粗粮和全麦食品，多吃豆类和蔬菜，控制动物蛋白的摄入，同时注意补充适当的微量元素。

（5）注意孕期按摩保健。怀孕6个月左右就要开始乳腺手法按摩，每日坚持，不仅可以通畅乳腺，使哺乳期减少疼痛，还可以降低哺乳后乳腺炎和乳腺癌的发病率。按摩方法：双手上下环绕乳房，做轻柔的挤压、抚触，力度以带动整个乳房运动为宜，不宜用力过猛，避免伤及周围组织。每日单侧乳房按摩15分钟左右。忌按摩乳头，避免引起子宫收缩，引起早产。可用温热毛巾敷乳头，清洁乳头，尽早去除乳头表面厚痂。

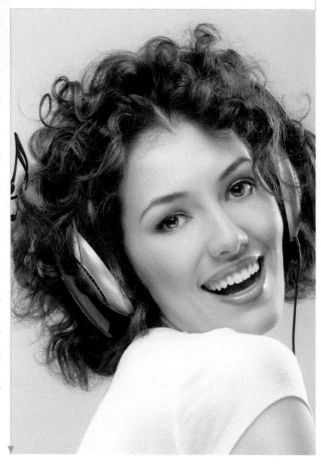

乳腺炎症性疾病

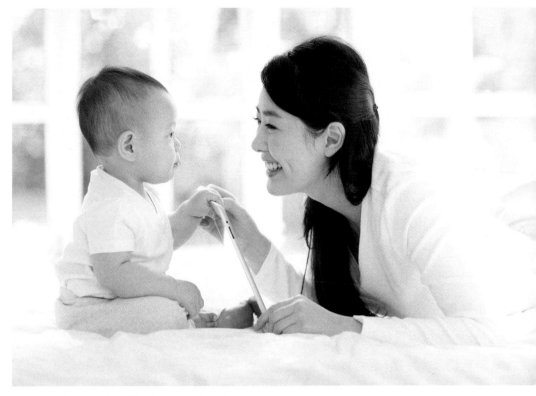

正确的断乳方法有哪些

断乳时应注意逐渐减少喂奶次数，直至奶量很少再断。如果乳房内乳汁仍胀满，一定要用手挤出或用吸奶器吸出来，不能突然断乳。按民间"瘪"回去的方法，乳汁仍然在乳房内，不少人轻则形成乳汁淤积或囊肿，重则形成乳腺炎或浆细胞性乳腺炎，也有一部分人日后因乳汁长期淤积，形成钙化，对正常的腺体检查造成困难，有时需要与乳腺癌鉴别。

断乳时有哪些口服药物可使乳汁减少

自然断乳方法不佳的情况下，使用回乳药，如口服维生素B_6（每次50~100毫克，一日3次）或喝炒麦芽茶，两者无不良反应。也可口服已烯雌酚（每次1毫克，一日

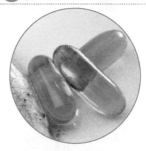

3次），或溴隐亭片（第一天早餐及晚餐时各口服1.25毫克，后改为每次2.5毫克，一日2次）；后两者药物不良反应多，如头晕等症状明显。效果因人而异。

有隆乳或乳腺良性手术史者可以哺乳吗

大部分人可以，但少部分有此类手术者，可能有乳管损伤导致交通支不通，会出现反复乳汁淤积，引发乳腺炎。临床上70%的乳腺炎是乳汁无法排出引起的，其中乳管不通是主要因素。

哪些乳腺炎需要终止哺乳

轻度乳腺炎可以继续哺乳，但局部症状重、有多发反复脓肿形成、持续发热或乳头畸形严重、乳头吸吮困难、病情反复发作者，均应考虑终止哺乳。

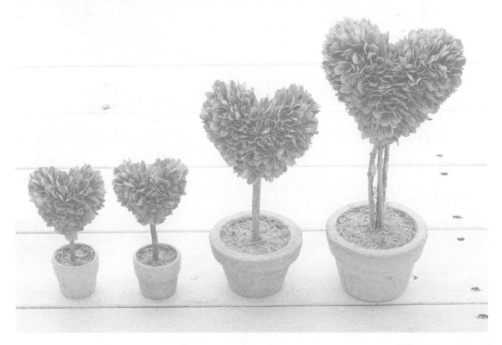

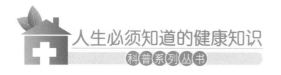
 # 浆细胞性乳腺炎

什么是浆细胞性乳腺炎

浆细胞性乳腺炎又叫导管扩张症，是因乳头发育不良或内陷、哺乳障碍、乳房外伤、炎症、内分泌失调及乳腺退行性变等引起导管引流不畅、阻塞、分泌物淤滞，使导管扩张，管腔内中性脂肪刺激管壁，纤维组织增生，进而破坏管壁进入间质，引起剧烈的无菌性反应。

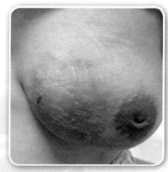

浆细胞性乳腺炎

浆细胞性乳腺炎的病因主要有哪些

浆细胞性乳腺炎的病因目前尚无一致认识，可能和导管异常引起排泄障碍、异常激素刺激、感染等因素有关。

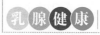

什么人群更容易患浆细胞性乳腺炎

乳头发育不良或乳头畸形者；既往患乳腺炎者；有乳房外伤史者等。

男性会得浆细胞性乳腺炎吗

男性也有完整的乳腺组织。因此，男性也有患浆细胞性乳腺炎的可能，尤其是乳腺发育明显的男性。

炎症性疾病 乳腺

男性患浆细胞性乳腺炎的病因是什么

主要是外伤、乳头凹陷。

乳头内陷者更容易患浆细胞性乳腺炎吗

是的。乳头内陷者乳腺导管容易堵塞，引起导管内正常分泌物淤滞，从而造成炎症反应。而且内陷处局部潮湿，难以清洁，易滋生细菌，造成逆行感染。

浆细胞性乳腺炎的发病年龄

浆细胞性乳腺炎可见于任何年龄，女性多见（男性是女性发病率的3%左右），多发生于30~50岁，最多见于35岁以下年轻女性，且均在非哺乳期、非妊娠期发病，高发年龄为哺乳后2~5年。

乳腺外伤后会发生浆细胞性乳腺炎吗

很可能发生。外伤是浆细胞性乳腺炎的重要诱因之一，外伤导致乳管损伤，造成管壁及局部腺体坏死，坏死物质进入乳腺间质引起剧烈的无菌性反应。

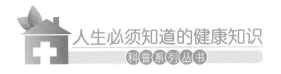
引起浆细胞性乳腺炎的最常见的外伤是什么

最常见外伤是乳房撞击伤。据统计，小孩不慎踢伤或头部撞击母亲约占总数的26%，也有成人拳击、不慎撞到桌角、门等。其次是摔伤、砸伤及动物咬伤等。

浆细胞性乳腺炎的典型表现有哪些

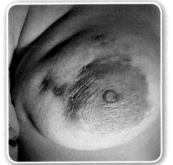

浆细胞性乳腺炎急性期表现为乳房肿块、疼痛、发红和硬结，腋下淋巴结可肿大。一般不发烧，可以自行消退吸收，但易反复发作。亚急性期乳房红肿消退，遗留下硬结或肿块。慢性期表现为乳房肿块并可与皮肤粘连，出现乳头凹陷、溢液，窦道形成，窦道处也可反复脓液流出，慢性严重者乳房形似土豆，表面有多个"凹陷坑"。

乳腺炎

了解了浆细胞性乳腺炎的表现后，需要做哪些检查

乳腺彩超、乳腺钼靶、肿物针吸细胞学检查、组织病理学检查、导管腔X线造

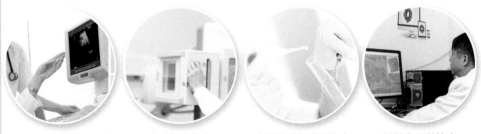

乳腺彩超　　　　乳腺钼靶检查　　　　肿物针吸细胞学检查　　　　组织病理学检查

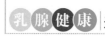

影、乳腺导管内窥镜检查等。但任何辅助检查均必须是结合临床才能提高确诊率，病理活检是确诊的唯一手段。

诊断浆细胞性乳腺炎应该同哪些疾病相鉴别

浆细胞性乳腺炎的病程冗长、病变复杂而多样化，极易被误诊，易与急性乳腺炎、乳腺囊性增生病、导管内乳头状瘤、乳腺癌相混淆。

不典型浆细胞性乳腺炎与乳腺癌如何区分

浆细胞性乳腺炎可出现与皮肤粘连、边界不清的肿块以及乳头内陷、皮肤呈橘皮样变、腋窝淋巴结肿大等酷似乳腺癌的症状。加上缺乏典型的影像学图像，极易误诊为乳腺癌。二者的区分方法主要有以下几点：

(1)病史：浆细胞性乳腺炎发病较急，有时包块一夜之间出现，且伴有疼痛；而乳腺癌很难在几天内长得很大，除非是坏死出血，疼痛一般不明显。

(2)查体：浆细胞性乳腺炎可以与皮肤粘连，但不会与胸壁粘连固定，腋窝淋巴结肿大相对较软，并可随时间的延长而缩小；乳腺癌不仅可以与皮肤粘连，进一步发展可与胸壁粘连固定，转移的腋窝淋巴结较硬，而且随病程的延长而变大融合，皮肤呈水肿改变。

(3)病理诊断：这是金标准，诊断不清时可行肿物穿刺活检术。

蒙氏结节炎与浆细胞性乳腺炎如何区别

蒙氏结节炎作为毛囊炎的一种，急性期或脓肿表面破溃时的临床表现与浆细胞性乳腺炎极为相似，容易被缺少经验的医生误诊。二者的主要区别有：①蒙氏结节炎作为皮肤层的炎症，较为表浅，而浆细胞性乳腺炎病变在腺体层，位置较深；

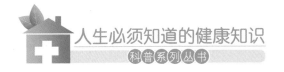
②蒙氏结节炎表面常可见黑头；③蒙氏结节炎常见为豆腐渣样或牙膏样分泌物，而浆细胞性乳腺炎则常见大量脓液。

浆细胞性乳腺炎该如何治疗呢

手术治疗是本病有效的治疗方法。可根据不同的病情发展阶段，采取不同的手术方法，有局灶性肿块时可将肿块切除，有脓肿形成时则做切开排脓，有瘘管者切除瘘管。要点是必须完整切除病灶，否则极易复发。常用的有乳管切除术、乳腺区段切除术、乳腺皮瓣旋转治疗等方法。

男性浆细胞性乳腺炎如何治疗

男性浆细胞性乳腺炎的治疗方法同女性一样，需行手术完整地切除病灶。

浆细胞性乳腺炎手术后乳房外观会发生变形吗

有可能。病变范围小的患者，术中切除腺体不多，且患者本身乳房较大者，术后基本可保持外观不变。而较严重的浆细胞性乳腺炎患者，病变范围大，术中切除腺体多，局部乳房塌陷，会导致乳房明显变形。针对这一点，可行术中皮瓣旋转移位术，将正常乳腺组织旋转移位，填充于缺损处，能不同程度改善术后外观，尽可能达到外形美观。

浆细胞性乳腺炎手术之后是否还能哺乳

可以。除因病变范围过大行腺体大部切除的患者乳汁减少外，大部分患者均可正常哺乳。因先天乳头内陷引发浆细胞性乳腺炎的患者，术中经乳头矫形后，哺乳能力较术前还会提高。

浆细胞性乳腺炎手术的同时可以进行乳房再造吗

　　不可以。浆细胞性乳腺炎有潜在的继发感染性，术中同时行乳房再造，特别是应用假体的乳房重建，会大大提高术后感染、皮瓣坏死等并发症的发生率，造成手术失败。有强烈乳房再造要求的女性可采用延时再造（也称二期再造），即待浆细胞性乳腺炎手术结束，患乳痊愈后方可进行乳房再造。

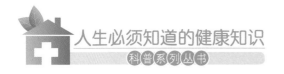
浆细胞性乳腺炎合并链球菌感染怎样处理

大剂量联合抗生素抗炎2周，控制链球菌感染，再行手术治疗。

浆细胞性乳腺炎红肿伴肿块
不做手术会自行消失吗

有可能。如果病情没有进展，据文献报道大约有2%的病例最终自行消失，而绝大多数患者局部会反复发作。

浆细胞性乳腺炎脓肿形成后切开引流有效吗，
会使病变面积缩小吗

浆细胞性乳腺炎的治疗不同于哺乳期急性乳腺炎，除少部分患者急性期脓腔较大、积脓多、局部破溃，为了方便下一步手术治疗，降低伤口继发性感染风险可暂行切开引流，但切开引流术不能作为常规治疗浆细胞性乳腺炎的方法。长期的切开引流换药不仅不能充分引流、缩小病变面积，反而会使炎症范围随时间拖延不断扩大，耽误病情，造成更严重的后果。

浆细胞性乳腺炎不做手术还有什么治疗方法

部分患者浆细胞性乳腺炎伴有乳头溢液表现，手法治疗疏通乳管，排出脓液有时也有治疗效果。但对于大多数患者来说，手术治疗是唯一的治疗方法，没有其他更好的替代治疗方法。

浆细胞性乳腺炎的治疗需要使用抗生素吗

浆细胞性乳腺炎属特殊的慢性乳房炎症，因为不是细菌引起的，所以常规抗菌治疗无效。但若怀疑继发细菌感染，有发热，白细胞、中性粒细胞计数高，可以抗菌治疗，必要时做脓液培养和药敏试验，根据结果选用抗生素。

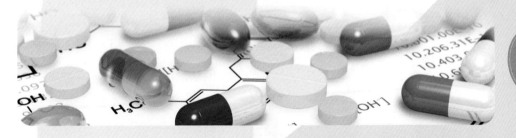

浆细胞性乳腺炎患者口服抗炎药物有效吗

浆细胞性乳腺炎患者口服抗炎药物无效，手术是唯一的治疗方法。

浆细胞性乳腺炎的预后怎么样

局部的红肿如果破溃或切开后继发细菌感染，形成瘘管易复发，会反复发作。但经手术完整切除病灶后，可以很快痊愈，预后好。

为什么有的浆细胞性乳腺炎患者口服抗结核药物有效

目前的研究提示，有些浆细胞性乳腺炎伴发细菌感染，而感染细菌以类结核杆菌的分枝杆菌多见。因此，部分伴类结核杆菌感染的浆细胞性乳腺炎患者进行抗结核治疗是有效的，缓解了局部类结核杆菌引起的炎症反应。若无伴发类结核杆菌的感染，则口服抗结核药物无效。

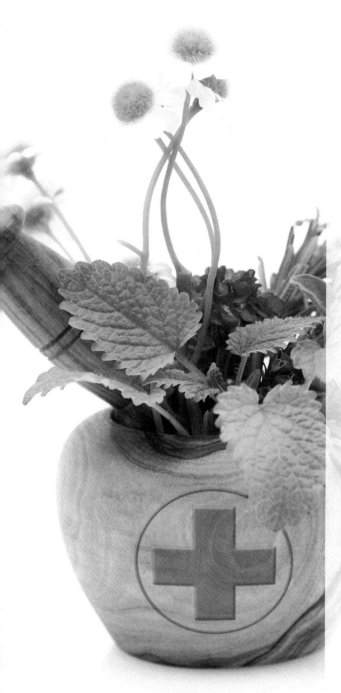

口服激素治疗浆细胞性乳腺炎有效吗

一部分患者病理类型为肉芽肿性乳腺炎，认为口服激素有效，但从治疗效果看，治愈率低，能缓解局部炎症，很少能从根本上控制病情的进展。

为什么口服抗精神病类药物易患浆细胞性乳腺炎

一些抗精神病类药物具有导致泌乳素不同程度升高的不良反应，严重时可能引起药源性高泌乳素血症。而泌乳素升高导致乳管内分泌物增多，加重了因分泌物排出不畅，增加了逆行感染的概率，从而导致浆细胞性乳腺炎的风险。

浆细胞性乳腺炎容易复发吗

本病病程缓慢,易反复发作,特别是未经手术治疗者极易复发。而术后易复发的因素则有先天乳头畸形、乳头发育不完善以及术中切除不完整,残留了"隐匿"病灶。为避免这一点,需要有经验的医生术前及术中仔细判断病变范围,包括"蟹足样"炎症病灶,保证能够彻底切除,避免复发。

浆细胞性乳腺炎会发展成乳腺癌吗

本病是良性疾病,与乳腺癌的发生无明显关系。

浆细胞性乳腺炎患者不宜吃什么

不要吃发物(如海鲜、羊肉等)及辛辣刺激性食物,忌荤腥油腻之物、忌喝酒等。

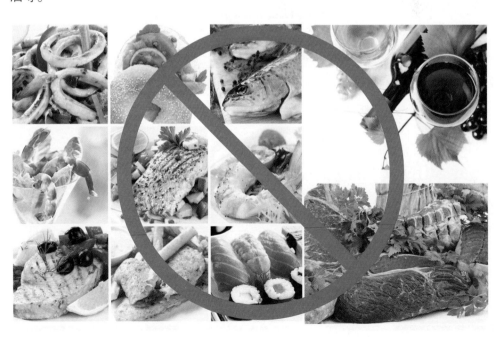

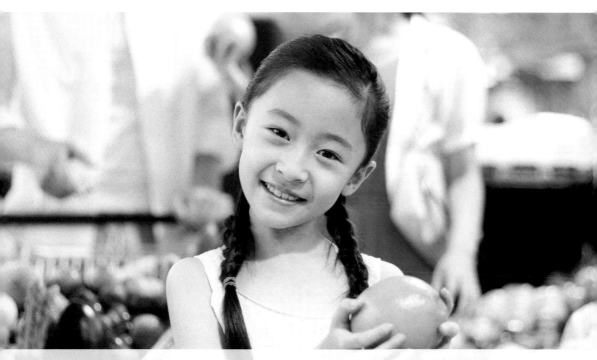

为什么近年来浆细胞性乳腺炎的
发病率呈持续上升趋势

　　具体原因尚不明确，有待进一步研究。目前已明确的一点是与激素水平有关，激素水平升高与乳管阻塞是发病的关键原因。

年幼的女孩也会患浆细胞性乳腺炎吗，
患病的原因有哪些

　　年幼的女孩也有可能患浆细胞性乳腺炎。原因主要是乳房外伤（如受压等）、乳头内陷，影响了局部循环代谢。武警总医院曾收治的最小浆细胞性乳腺炎患者是4岁，主要是由于外伤所致。

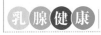
为何少数浆细胞性乳腺炎患者伴全身皮下结节伴高热

主要是由于有些浆细胞性乳腺炎伴发机体抵抗力下降,可能会导致继发链球菌感染,引起风湿结节的产生。

为何很多浆细胞性乳腺炎患者会突然摸到乳房出现一个大肿块

主要原因是乳管的急性扩张、水肿,这与病情进展有关。

浆细胞性乳腺炎会遗传吗

不会遗传。与乳管的发育和损伤有关。

浆细胞性乳腺炎有哪些预防的方法

①妇女应每年定期做乳腺检查,以达到早期发现、早期诊断、早期治疗;②注意个人卫生,应注意保持乳头乳晕区的清洁,适当帮助清除分泌物,避免穿过紧的上衣和乳罩;③增强体质,提高自身免疫力,注意劳逸结合,多参加体育锻炼,多进食富含维生素的新鲜蔬果。

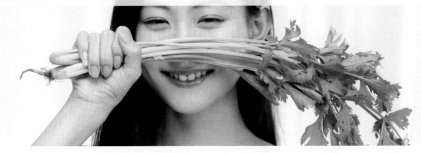

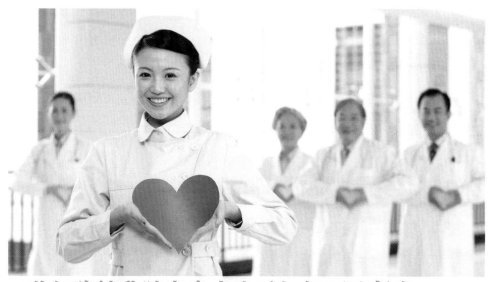

浆细胞性乳腺炎患者术后如何预防复发

①饮食健康，不要吃过于辛辣刺激性食物，少食油炸食物，忌烟酒等；②注意个人卫生，保持乳头乳晕区的清洁，适当帮助清除分泌物；③避免穿过紧的上衣和乳罩挤压乳房；④增强体质，规律作息，提高自身免疫力；⑤定期体检，关注乳腺健康。

浆细胞性副乳炎的发病原因有哪些

发病原因同浆细胞性乳腺炎，主要与哺乳期乳汁潴留有关，乳汁未排尽，后期与异常激素刺激、感染等因素有关。

浆细胞性副乳炎发病的常见部位在哪里

常见部位为双侧腋下副乳。

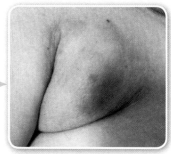

副乳部位

浆细胞性副乳炎有哪些临床表现

浆细胞性副乳炎的表现同浆细胞性乳腺炎相似，多表现为副乳内肿块，急性期可伴疼痛、发红和硬结，严重时表面可有波动感或破溃，一般不发烧。亚急性期红肿消退，遗留硬结或肿块。慢性期表现为肿块并可与皮肤粘连。

浆细胞性副乳炎与腋下淋巴结核如何鉴别

浆细胞性副乳炎首先是副乳，在副乳内出现肿块、结节、波动感，淋巴结核常常与腋窝粘连紧密，有结核病史，破溃时有干酪样物流出。

浆细胞性副乳炎有哪些治疗方法

浆细胞性副乳炎的治疗原则同浆细胞性乳腺炎，手术彻底切除是唯一的治疗方法。而在手术方式上常采用将副乳腺体全部切除的方式。

浆细胞性副乳炎不治疗病情会怎样发展

同浆细胞性乳腺炎后期表现类似，随着疾病不断进展，出现乳房皮肤水肿，呈橘皮样变，局部可有色素沉着。肿块软化后形成脓肿，破溃后易形成瘘管，且不易愈合，创口久不收敛或反复溃破，局部组织坚硬不平等表现，给患者造成极大痛苦。

（本章编者：徐红 胡颖恺 霍翔）

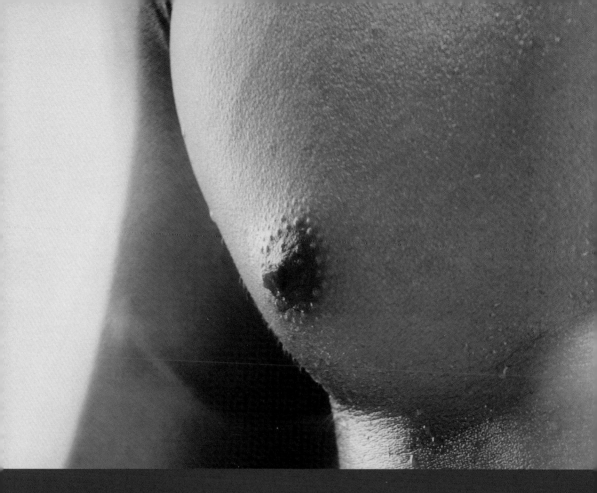

NANXING RUXIAN
XIANGGUAN JIBING

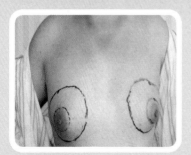
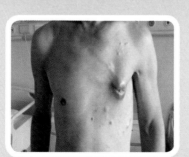
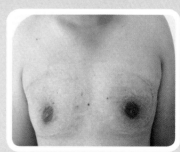

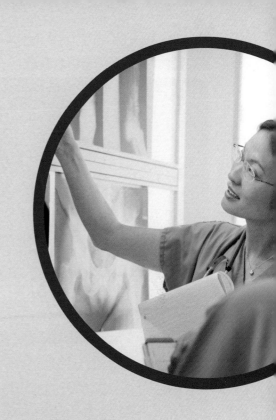

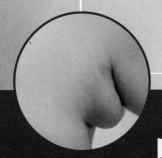

男性乳腺相关疾病

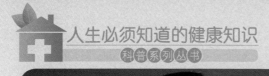

男性乳腺发育症最常见的病因有哪些

（1）饮酒多者：饮酒伤肝，肝脏损伤后灭活雌激素的功能下降，体内雌激素水平增高，可引起男性乳腺发育。

（2）有服药史：如高血压、胃病、糖尿病患者等，口服此类相关药物的不良反应少部分可诱发乳腺发育。

男性乳腺发育症有何临床表现

一侧或双侧不对称呈矮圆锥状，有疼痛感或有胀痛不适，少数乳头下或乳晕处可触及似肿块样结节。

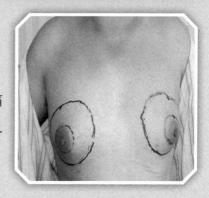

男性乳房疼痛但发育不明显是怎么回事

首先做乳房检查，医生检查和B超辅助检查，如无异常发现则寻找近期有无服药史，常见如高血压、胃病、精神类药物。要注重内分泌失调情况，如睡眠差，压力大等因素，其次注意饮食，避免吃含激素类的食品或保健品。上述因素都无直接关系，则重点排除心脏疾病和肋关节炎等问题。

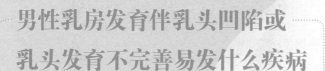
男性乳房发育伴乳头凹陷或乳头发育不完善易发什么疾病

易发浆细胞性乳腺炎,应注意清洁乳头部位污垢或一些分泌物进行预防。

男性乳腺发育最常引起什么疾病

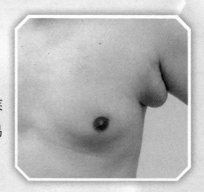

发生男性乳腺增生症是最常见的疾病,发育导致腺体增厚,增厚的腺体容易发生结构紊乱增生。

男性副乳有哪些临床表现

多数男性副乳患者腋部隆起,或有时可触及腺体或结节样改变,疼痛不明显,双上肢检查时不明显。部分男性副乳可扪及肿块,有触痛,边缘不清,质地柔软。少数男性副乳呈半圆形或呈不规则状隆起。

男性乳头会有溢液吗

和女性一样也会有乳头溢液,分类仍有血性、清亮稀薄、棕色和乳白色等多种溢液。

男性乳头血性溢液患者应做什么检查

首选乳管镜,其次是B超和钼靶检查,需排除乳管内有无病变等。

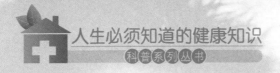

男性乳头单发血性溢液多考虑什么病

导管内乳头状瘤、乳腺增生、乳腺癌。

男性乳头有清亮稀薄液需要检查吗

当然需要,与血性溢液一样需要做乳管镜、B超和钼靶等检查,排除乳管内病变。

男性发生浆细胞性乳腺炎的概率是多少

如果有乳房发育加上外伤及乳头凹陷则是女性的5%~10%,发生浆细胞性乳腺炎的概率高,如果无发育则较低。

男性乳腺增生症会引起乳腺癌吗

没有直接关系。如果增生加重或引起不典型增生,则引起乳腺癌的概率增高。

男性乳腺癌发病率怎样

男性乳腺癌发病率是女性的1%,目前有逐年增多趋势。

男性乳腺癌的临床表现

(1)肿块和肿胀感:男性乳腺癌的主要症状是乳房内有肿块,常发生在乳晕周围,质地较硬,边界不清,表面往往不光滑,活动度较差。

(2)乳房皮肤凹陷:乳头内陷,偶尔伴有乳头溢血。疼痛大多不明显,但如果出现乳头轻度回缩,且累及皮

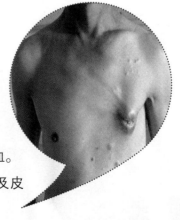

肤,都应该提高警惕。

（3）腋下淋巴结肿大:经常在腋窝下可触及一肿块,是一些患者就诊的主要原因。

男性乳腺癌与女性乳腺癌相比有什么特点

男性乳腺脂肪层薄,一旦出现肿瘤易经皮肤淋巴管扩散、转移。所以,男性出现乳腺发育增生、有肿块应及时检查确诊。

男性乳腺发育症如何治疗

全面检查,去除乳腺发育诱因,对症治疗。如果由饮酒肝损害引起,则护肝为主,避免加重。如雌激素水平高,可以口服微量他莫昔芬。无其他诱因存在,检查未发现异常,可以观察,做好定期复查。

什么样的男性乳腺发育症需要手术治疗

影响美观,乳房发育,乳头突出者;引起患者自卑心理较重者;经常疼痛影响生活质量者;乳腺检查有异常结节需手术切除者。

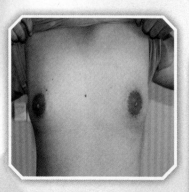
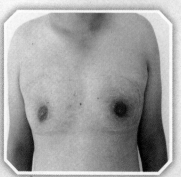

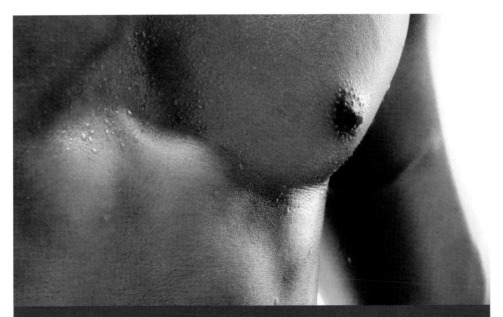

男性乳腺发育症的手术方式有哪些

一是微创手术，即在乳腺隐蔽处取一小切口约3毫米，通过真空旋切法将腺体逐一切除；二是切除发育腺体手术，即沿乳晕切开，将多余乳腺腺体切除。

男性乳腺发育症微创手术有什么优点

优点：美观，微创，切口小，恢复快，无需住院。

男性乳腺增生症引起的乳房疼痛口服何种药有效

他莫昔芬最有效，口服1天1片，但是不良反应也相对多。也可口服活血化瘀，疏肝理气类中药，如舒肝颗粒、小金片等。

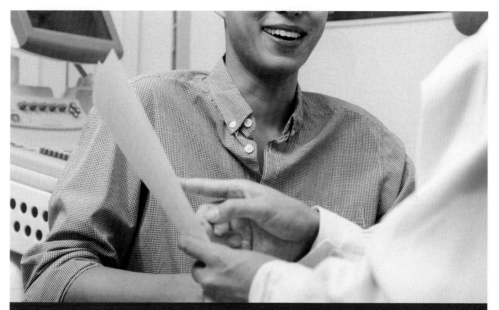

相关疾病 男性乳腺

男性副乳的手术指征是什么

男性副乳较小而无明显症状者,可不必处理。如有以下情况应考虑手术治疗:①严重影响生活质量,自觉不适感明显者;②男性副乳腺内扪及异常肿块,疑伴发肿瘤者,有乳腺癌家族史;③腺体逐渐增大,疼痛不适;④严重影响外观,要求手术者。

男性副乳的手术方式有哪些

如同女性。一是微创手术,此类手术适于副乳范围广,腺体小;二是切开,切除多余腺体,皮肤缝合,这种手术适于副乳突出者。

男性乳腺癌应采取哪种手术方式

通常采用乳腺癌根治术,但因男性皮下脂肪少,一旦肿瘤侵犯至周边组织,易侵犯皮肤及胸肌。经典术式损伤大,术后并发症多,近年来对于未侵犯胸肌的患者倾向于创伤小的改良根治术。

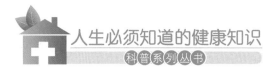

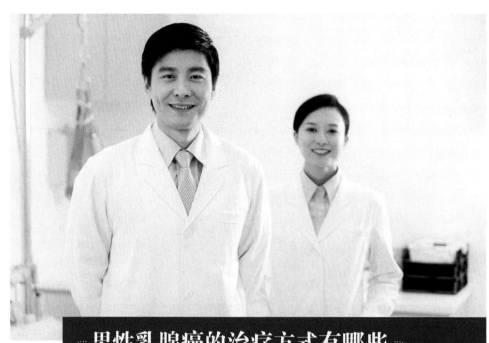

男性乳腺癌的治疗方式有哪些

依NCCN指南行乳腺癌根治切除，术后加用化疗、放疗等。如疾病为晚期，可先行术前化疗，术后行双侧睾丸切除。

男性乳腺癌是否需要进行内分泌治疗

仍按标准NCCN指南进行，手术后根据肿瘤标本病理检查ER、PR阳性者，口服他莫昔芬片10毫克，1日2次。

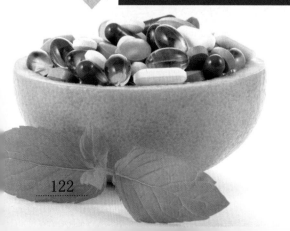

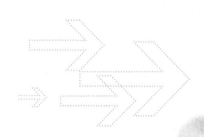

男性乳腺癌内分泌治疗最好选用什么药

根据国际乳腺癌指导用药规范，首选他莫昔芬10毫克（每日两次，一次1片，即10毫克）。

男性乳腺癌内分泌治疗，多长时间为宜

5年，且定期检查，一是检查原发病，二是检查药物不良反应，来判断是否更换药物。

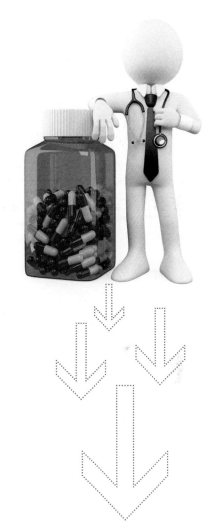

相关疾病 男性乳腺

（本章编者：徐红　卢振群）

123

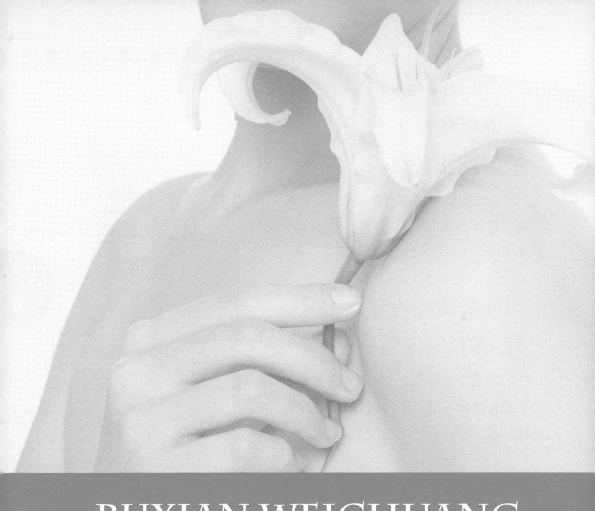

RUXIAN WEICHUANG XUANQIESHU

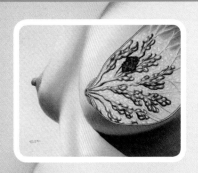
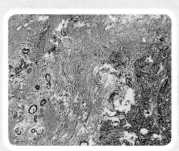
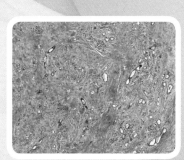

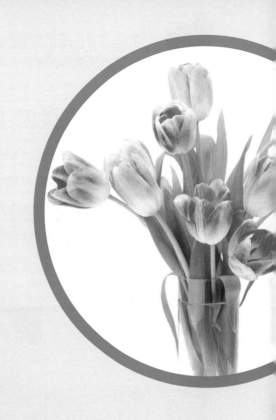

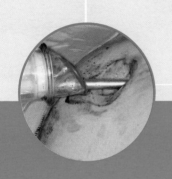

乳腺微创旋切术

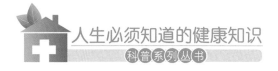
什么是乳房微创手术

与开放式手术活检不同,乳房微创术只需一个0.3~0.5厘米的皮肤创口,采用B超影像引导,将活检探针从微小创口进入皮下组织,到达目标肿物,探针进行旋切,在真空负压吸引下,将切除的组织吸入活检探针的标本槽中,在超声可视下持续进行旋切,直到乳腺良性肿物被完全切除。

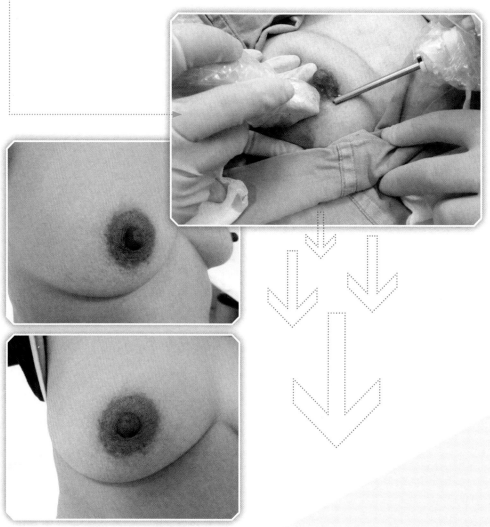

微创术后术口不明显

哪些乳腺疾病适合做微创手术

乳腺微创手术的适应证有：①直径1~3厘米的良性病灶的切除，特别适用于单侧和双侧多发性肿块的切除；②直径小于1厘米临床不可触及的可疑病灶的切除活检；③患者有手术愿望的，直径小于1厘米临床不可触及的良性病灶切除，确诊病灶性质；④直径小于5厘米、需要手术、有美容要求的男性乳房发育症；⑤高度怀疑的恶性病灶（无论大小）的活检诊断；⑥美容要求高的部分体表皮下病变，如脂肪瘤、腋臭等；⑦部分囊肿组织结构，需切除行病理检查明确者。

乳腺微创旋切术

哪些情况不适合做乳腺微创手术

有以下情况的不适合做乳腺微创手术：①肿块大于3.5厘米、位于乳头乳晕近0.5厘米内或乳头后方者；②各种类型的血管瘤；③传统手术的禁忌证，有严重全身器质性疾病不能耐受手术者，如心肝肾功能障碍、凝血障碍等。

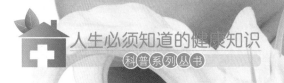
乳腺微创手术后需要注意哪些事项

手术后注意事项：①手术后需用绷带加压包扎1~2周；②术后两周避免重体力劳动（如洗衣、拖地、晒衣服及抱小孩等），避免扩胸运动牵拉乳房，术后半个月内避免乳房受碰撞，避免驾车、骑自行车和摩托车等；③术后1个月内不能服用活血化瘀类药物；④术后3~6个月需复查乳腺彩超。

乳腺微创手术后美容效果怎样

无切口，无手术痕迹，乳腺外形无变化。

乳腺微创手术是否影响哺乳

不影响。有些手术通过乳晕边缘进针，按组织层次穿过皮下组织、脂肪层再到达肿瘤部位，并没有伤及腺体及乳头根部输乳管。

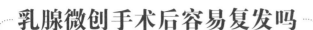

乳腺微创手术后容易复发吗

99%的患者术后不易复发，1%患者复发的原因，一是肿块病理性质结果决定，如术后结果为导管内乳头状瘤则需扩大切除肿块累及的整个导管，需要做区段切除，二是病理提示为可疑病灶。这两种情况即使未行微创术，传统手术切开也同样面临复发的问题。

乳腺微创旋切术

乳腺微创手术后
常见的并发症有哪些

一是积液，二是皮下血肿，此两种情况都不会造成乳房病变，三是肿块紧贴皮肤时极个别情况下可能旋切到部分皮肤。

乳腺微创手术后积液如何处理

术后7天以内换药时医生检查有积液可做B超：如果在4厘米以上可做穿刺抽吸，4厘米以下可观察，慢慢自行吸收。出现皮下淤斑一般可自行吸收。若有血肿，4厘米以上可做穿刺抽吸，给予理疗，术后2周内一般即可自行吸收。

乳腺微创手术后并发症如何预防

一是术中有出血情况加压至少10分钟以上，二是术后绷带包扎紧至少3天以上。

乳腺微创术后皮下血肿、积液产生的原因有哪些

①术前肿块旁有丰富粗大血管者易出现此种情况；②术后包扎不够紧，过早松开；③术后肢体及躯体过早活动；④术区受外力挤压。

乳腺微创手术术中应该注意哪些问题

一是术前B超仔细定位，避免遗漏，尤其多发肿物容易被遗漏；二是麻醉选择；三是配合，如正在进行手术，需要咳嗽或肢体有动作需告知医生。

浅表肿瘤是否适合做微创手术

肿瘤只要距表皮0.5厘米以上，与皮肤无粘连，均可做微创手术。

乳腺囊肿能否做微创手术

经过临床实践在保持位置不变的情况下，由于真空负压下旋切囊肿被抽吸的瞬间，囊壁组织被负压吸引较集中，可完整切除囊肿囊壁组织，有较好疗效，尤其适合可疑多发囊肿。

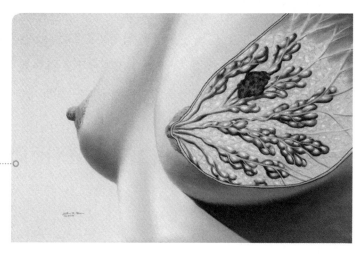

乳腺微创手术的禁忌证

①肿块内有大颗粒钙化者,因钙化质地过硬,不易切除;②乳腺内植入假体者;③凝血障碍者;④哺乳期妇女。

多发乳腺肿块一次微创手术全切除可以吗

微创手术尤其适合多发乳腺肿块,按肿块大小、位置(术前定位)、数目选择微创入口位置及麻醉方式,一般在8个左右肿块直径在1.5厘米以下可局麻,一般一侧乳腺最好用一把刀,如果考虑经济因素,术中可反复消毒、冲洗,达到旋切针无瘤。

微创手术后病理结果有何意义

病理结果决定乳房良恶性,良性者有增生、不典型增生、乳头状瘤、纤维腺瘤,个别术后有恶性结果。前者可以观察,后者则需进一步治疗。

乳腺微创旋切术

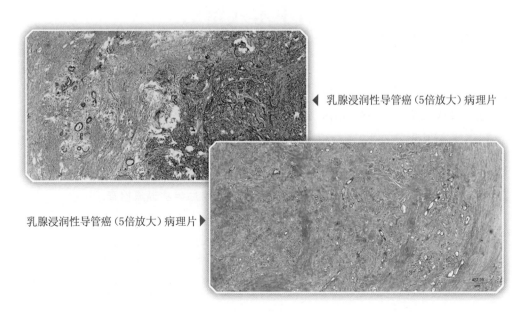

◀ 乳腺浸润性导管癌(5倍放大)病理片

乳腺浸润性导管癌(5倍放大)病理片▶

131

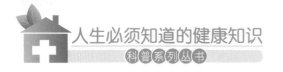
微创手术后乳房是否会出现局部外观塌陷

一般术后不会出现塌陷，对于肿块较大者，或切除肿块较多者的创面有少许血性渗出液，可自行填满术区，短期内可能出现部分塌陷，但一般会慢慢恢复。

乳腺微创手术容易残留或切不干净吗

以前手术由于操作者麻醉及手术经验问题，加之设备缺陷问题，残留的组织多，网上负面评价多。目前此种情况已经解决，一是设备已更新，二是只要术前仔细定位，不遗漏，持续旋切时务必使术野要暴露清晰，一般不会出现残留问题。

哪些乳腺疾病不适合微创手术治疗

①有溢液的乳管内乳头状瘤；②高度怀疑乳腺癌；③浆细胞性乳腺炎；④巨大囊肿(5厘米以上者)，疑囊内有病变者。

预防乳腺肿块微创手术残留的关键技术是什么

(1)打好麻醉，大部分肿块选择局部麻醉，盲打视野不清楚，容易残留，如果患者轻微疼痛会影响医生操作。

(2)麻醉药内加肾上腺素(高血压患者禁忌)，收缩术区血管，术区出血少，术野暴露清楚。

(3)术后仔细检查，如发现出血，则加压10分钟后再次彻底检查。

有置入假体的患者是否可以做微创手术

可以。但肿块距假体必须有一定的空间距离，至少大于1厘米以上，旋切肿块时不易被吸引至刀槽损伤假体。

副乳患者可以做微创手术吗

可以。但对于较大的副乳需手术切除，一般选择传统切除手术切除部分皮肤，保证外观自然。

男性乳腺发育症做微创手术的适应证

男性乳腺发育只要无手术禁忌证一般都可以做微创手术切除（乳房皮肤过度松弛者不宜），术后术区一定要加压包扎防止出血。

有自体脂肪植入术者是否可以做微创手术

最合适。因为自体脂肪植入往往是多个，形成一定结节样改变，选择微创手术不损坏外观。

微创手术前需要做哪些准备

患者一般需要完善相关术前检查，除外手术禁忌，最重要的是术前做好肿块定位检查，以缩短手术时间。

（本章编者：徐红 赵恩）

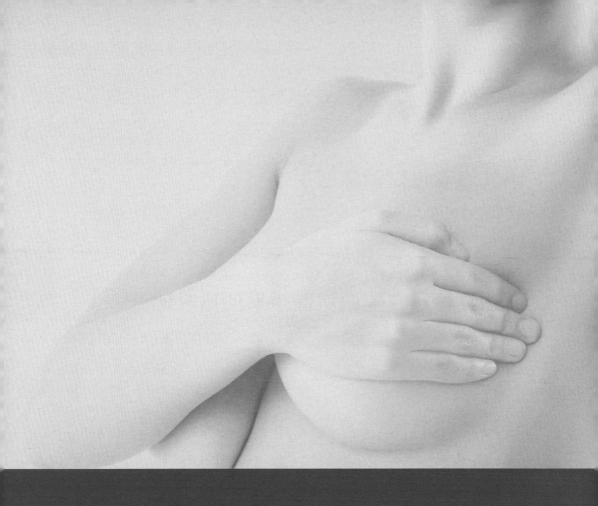

RUXIAN AI

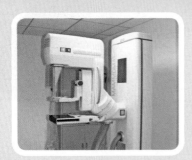 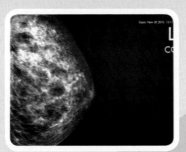 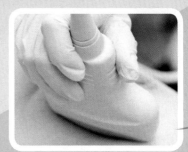

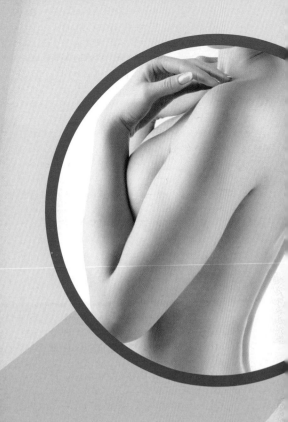

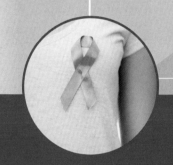

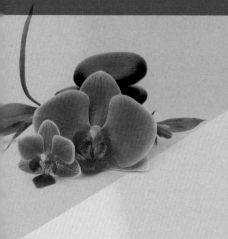

乳腺癌

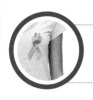

乳腺癌的病因

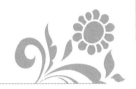

乳腺癌的发病原因有哪些

①遗传因素：乳腺癌有明显的家族遗传倾向；②生育因素：未育、晚育、第一胎足月妊娠大于35岁的人群；另外，在生过孩子以后，为了保持乳腺外形美观，而不哺乳，也会增加乳腺癌发病率；③月经因素：月经初潮年龄小于12岁或停经在55岁以后的人群；④患病因素：过去乳腺良性疾病反复发作的人群也有高发风险。

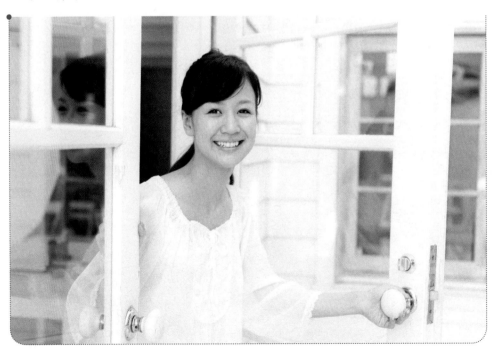

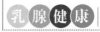
诱发乳腺癌的不良生活方式有哪些

主要有：①精神因素：情绪低落、熬夜、工作压力大、体质差，致免疫力下降；②哺乳因素：哺乳时间不够、喂养不当致乳腺管慢性损伤；③食用激素类食品、药品过多；④胸罩过紧，影响乳房正常代谢。

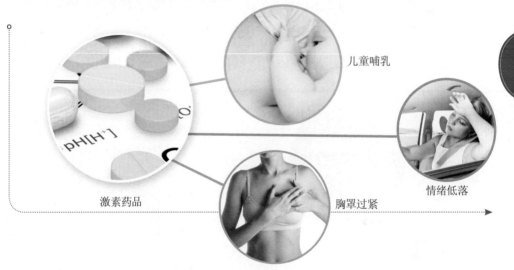

儿童哺乳

激素药品

胸罩过紧

情绪低落

乳腺癌与职业有关吗

许多癌与职业有关，如在有害的化学成分较高的场所工作易患肺癌、膀胱癌、白血病等，而乳腺癌则没有明确的职业相关性，与个人心理状况及所从事高风险、高压力的工作性质有关。

乳腺癌有遗传倾向吗

乳腺癌有明显的家族遗传倾向。流行病学调查发现，5%~10%的乳腺癌是家族性的。如有一位近亲患乳腺癌，则患病的危险性增加1.5~3倍。如有两位近亲患乳腺癌，则患病率将增加7倍。发病的年龄越轻，亲属中患乳腺癌的危险越大。

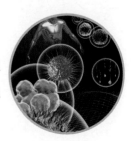

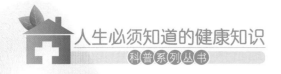
家族中有乳腺癌患者，是否后代患乳腺癌的概率高

家族中有乳腺癌患者，后代患乳腺癌的概率会高。随着科技的进步，这一遗传现象得以解释，即基因的排查，检测BRCA基因是否阳性，如果是阳性则需要高度重视，发现结节及时切除。重度增生者可以口服他莫昔芬药物预防，多发结节者可以行双侧乳腺腺体切除后再造，正如美国影星朱莉所选择的预防性治疗方式。

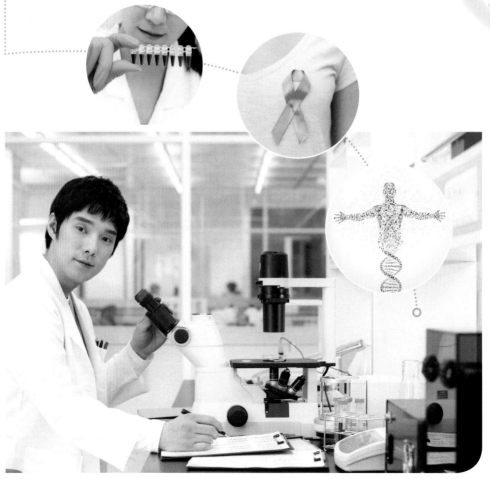

BRCA基因检测在哪里可以做，怎么做

基因检测采集外周血（即常规抽血）3~5毫升，目前各大医院正相继开展。

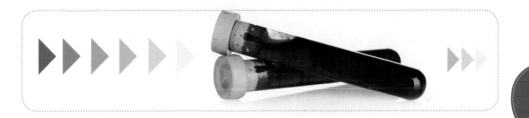

家族中没有乳腺癌患者，是不是做BRCA基因检测的意义不大

不是。BRCA基因检测适合所有对健康有高度追求的人群，尤其适合高危人群。

BRCA基因检测阴性，是否患乳腺癌的风险就降低了

遗传倾向引起患癌风险排除了，患乳腺癌的概率降低了，不等于完全没有其他引起基因突变的风险，还是需要定期检查。

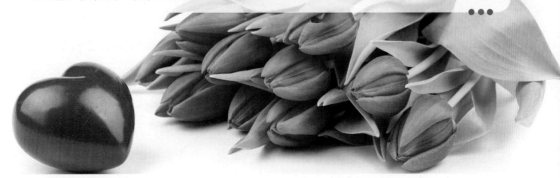

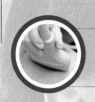

乳腺癌的诊断

乳腺癌有哪些表现

早期乳腺癌往往不具备典型的症状和体征，不易引起重视，常通过体检或乳腺癌筛查发现。以下为乳腺癌的典型体征：

（1）乳腺肿块：80%的乳腺癌患者以乳腺肿块首诊，多为无痛性，仅少数伴有不同程度的隐痛或刺痛。患者常无意中发现乳腺肿块，多为单发、质硬、边缘不规则、表面欠光滑。

（2）乳头溢液：非妊娠期从乳头流出血液、浆液、乳汁、脓液，或停止哺乳半年到1年以上仍有乳汁流出者，称为乳头溢液。引起乳头溢液的原因很多，常见的疾病有导管内乳头状瘤、乳腺增生、乳腺导管扩张症和乳腺癌。单侧单孔的血性溢液应及时进一步检查，若伴有乳腺肿块更应重视。

（3）皮肤改变：乳腺癌引起皮肤改变可出现多种体征，最常见的是肿瘤侵犯了连接乳腺皮肤和深层胸肌筋膜的Cooper韧带，使其缩短并失去弹性，牵拉相应部位的皮肤，出现"酒窝征"，即乳腺皮肤出现一个小凹陷，像小酒窝一样。若癌细胞阻塞了淋巴管，则会出现"橘皮样改变"，即乳腺皮肤出现许多小点状凹陷，就像橘子皮一样。乳腺癌晚期，癌细胞沿淋巴管、腺管或纤维组织浸润到皮内并生长，在主癌灶周围的皮肤形成散在分布的质硬结节，即所谓"皮肤卫星结节"。

（4）乳头、乳晕异常：肿瘤位于或接近乳头深部，可引起乳头回缩。肿瘤距乳头较远，乳腺内的大导管受到侵犯而短缩时，也可引起乳头回缩或抬高。乳头湿疹样癌，即乳腺Paget's病，表现为乳头皮肤瘙痒、糜烂、破溃、结痂、脱屑、伴灼痛，可致乳头回缩。

（5）腋窝淋巴结肿大：初期可出现同侧腋窝淋巴结肿大，肿大的淋巴结质硬、散在、可推动。随着病情发展，淋巴结逐渐融合，并与皮肤和周围组织粘连、固定。晚期可在锁骨上和对侧腋窝摸到肿大的淋巴结。

乳腺癌

乳腺肿瘤有哪些筛查方法

筛查方法为临床检查，医生通过触诊和视诊决定做哪些检查，可选择乳腺B超、乳腺X线，必要时行乳腺MRI。

B超检查：乳腺B超检查无损伤性，可以反复应用。对乳腺组织较致密者应用超声检查较有价值，但主要用途是鉴别肿块是囊性还是实性。超声检查对乳腺癌诊断的正确率为80%~85%。癌肿向周围组织浸润而形成的强回声带，正常乳房结构破坏以及肿块上方局部皮肤增厚或凹陷等图像，均为诊断乳腺癌的重要参考指标。

X线检查：乳腺X线摄影是近年来国际上推荐的乳腺癌筛查中的主要方法，可以发现临床查体摸不到肿块的乳腺癌，通常用于40岁以上的妇女，此年龄段妇女乳腺

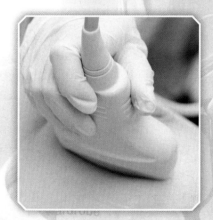
乳腺B超检查

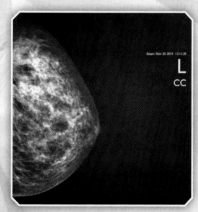
乳腺X线摄片

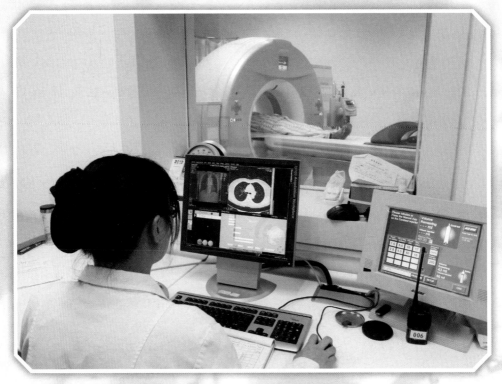

乳腺核磁检查

对射线不敏感，受到的放射损伤有限，且乳腺密度相对较低，乳腺X线摄片容易发现异常征象。常见的乳腺疾病在X线摄片上的表现一般可分为肿块或结节病变、钙化影及皮肤增厚征群、导管影改变等。肿块的密度较高，边缘有毛刺征象时对诊断十分有助。毛刺较长超过病灶直径时称为星形病变。X线片中显示肿块常比临床触诊为小，此亦为恶性征象之一。片中的钙化点应注意其形状、大小、密度，同时考虑钙化点的数量和分布。当钙化点群集时，尤其集中在1厘米范围内则乳腺癌的可能性很大。钙化点超过10个以上时，恶性可能性很大。

乳腺核磁检查：对于乳腺X线及B超检查不能确诊的病变可以考虑做乳腺核磁检查，检查可以发现多灶、多中心的小病灶，也不失为一种早期诊断的影像学检查方法。

如何确诊乳腺癌

乳腺癌必须确诊方可开始治疗，乳腺癌的诊断方法很多，包括体检、乳腺X线摄片、B超、乳腺导管内窥镜等，但最终的确诊仍然要依靠病理学诊断。活组织检查（简称活检）是获得术前病理诊断最常用的手段，它包括穿刺针活检和手术活检两种方法。

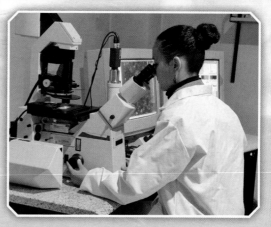

病理诊断

乳腺穿刺针活检有哪些优点

与手术活检相比，穿刺针活检对正常组织的破坏少，无疤痕，患者只需要局部麻醉，且费用也相对低廉。最重要的是穿刺活检可以使一部分乳腺良性病变的患者免去了不必要的手术。对于体检发现乳房肿块的患者，也可采用手术活检与手术治疗同时进行的方法。但这种方法不利于手术前制定详细的治疗方案，且延长了手术的时间。手术前穿刺针活检若为恶性病变，不仅为进一步的治疗提供依据（包括手术和手术前的辅助化疗），而且有利于医生和患者共同讨论手术治疗的方式，如是否采取保留乳房的手术方式等。

穿刺针活检是否会引起癌症转移

事实上对肿瘤的各种刺激，包括一般的机械挤压、手术等都会导致肿瘤细胞脱落并进入血液循环。但经过100多年的大量病例数据及实践证明，穿刺活检处肿瘤并不会发生转移，因为机体免疫系统会很快将它们杀灭。研究发现，乳腺癌的转移

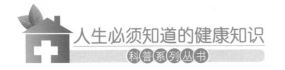
主要还是与肿瘤和机体内环境本身的因素有关。至于癌症在穿刺针道上种植的问题，那也不必多虑，因为肿瘤无法在短期内种植生长。所以，乳腺的穿刺针活检是一种安全而可靠的诊断方法，患者不必担心通过针道会造成癌症转移。

乳腺癌的普查如何分类

乳腺癌的普查分为自我检查、临床检查和专业检查三大类。自我检查是患者定期对自己乳房的观察和自我触摸。临床检查是医生仔细检查患者，了解病情并采取相应的措施。专业检查包括超声、钼靶、核磁共振、病理学检查等。

乳腺癌普查初筛的意义是什么

主要是早期发现，早期治疗，降低死亡率。

乳腺癌的普查人群主要是哪一类

主要是对于适龄成年的有或无症状的人群。

乳腺癌专业检查中
只做其中一项是否就可以诊断

典型的病例不做检查也可以诊断，而不典型的病例需要做B超、钼靶检查，必要时做核磁检查，确诊则需要病理学检查。

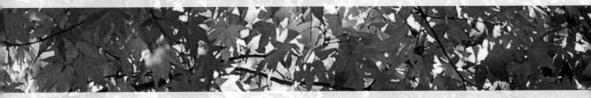

早期乳腺癌不做钼靶检查，只做B超和核磁检查可以吗

钼靶检查的优势在于发现乳腺原位癌，即发现微小的钙化灶，而核磁和B超都不具有发现微小钙化灶的功能。所以，不做此项检查有可能漏诊微小钙化灶致癌变的早期病灶。

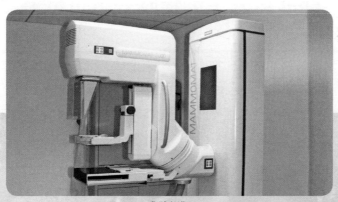

乳腺钼靶

核磁检查乳腺癌有哪些优势

早期原位癌、Paget's病、部分多灶性乳腺癌，对于判断乳腺肿瘤与周围及胸肌的关系，保乳术后术区的瘢痕及复发的判断、钼靶和B超检查均未发现的病灶及部分导管内乳头状瘤病的显示都有优势。

乳腺癌怎样评估病情分期

首先依据肿块大小、位置，与皮肤有无粘连，外形的改变，有无水肿及红肿，病理分型，脉管内有无癌栓以及免疫组化；其次是腋窝淋巴结有无异常及异常淋巴结数目，有无粘连或融合，包括锁骨上及对侧腋窝；再次全面检查，比如肝、肺、骨等常见转移部位应仔细排查，依据检查结果得出乳腺癌的分期。

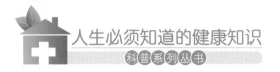
乳腺癌术前评估分期的重要性是什么

依据分期针对性治疗就是决定一个好的预后的开始，早期癌可以手术，而Ⅲ～Ⅳ期的癌应选择新辅助化疗抑制血液或淋巴中的肿瘤细胞，以避免癌细胞向远处扩散或进一步加重转移。

乳腺癌辅助检查未发现腋窝淋巴结肿大应该未转移对吗

不对。真正的确诊是穿刺或取前哨淋巴结活检或术后大标本病理学检查明确，仅仅依靠影像学等辅助检查评估淋巴结有无转移对术前分期的判断是不准确的。

乳腺癌专科检查的重要性是什么

有一些乳腺癌肿瘤生长的位置不只在乳腺的轮廓内，位置偏上或靠外或在乳腺内侧缘，B超和钼靶检查按常规不易查到此处，常常容易发生漏诊。所以，医生的检查很有必要，避免此类情况发生。在临床上经常看到这样的病例，每年体检的患者有时仍然会发现自己已是晚期乳腺癌。

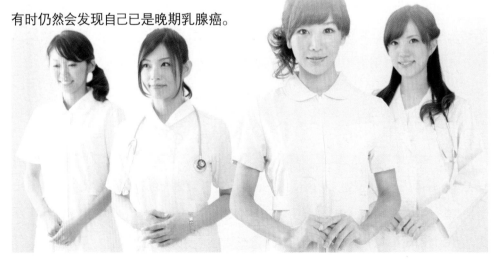

单位体检例行只做乳腺B超和钼靶检查是否就可以安心了

不可以。正规医院专科医生的检查非常必要，如Paget's病和导管内乳头状瘤病。仅做此两项检查不易发现，必须通过专科医生检查排除。

在体检中乳腺癌的肿瘤标记物检查项目均正常就没事吧

不对。血中肿瘤标记物如果检测到阳性，大多数提示已有转移风险，病情在早期肿瘤标记物检测中大多数是正常的，所以检查肿瘤标记物只是参考项目，常规全面检查是非常必要的。

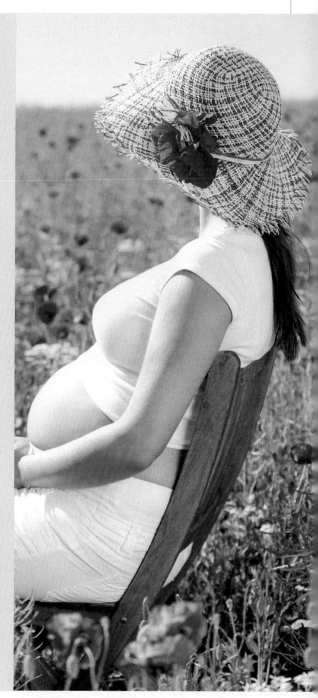

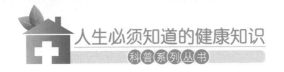
反映乳腺癌的肿瘤标记物是哪几项

主要是抽血化验血清Ca15-3、CEA。

Ca15-3的临床意义及标准范围

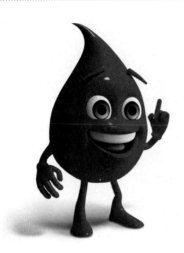

糖类抗原（Ca15-3）通过化学发光酶免疫法定量分析人血清或血浆中的糖蛋白Ca15-3的浓度。增高见于乳腺癌，常用于乳腺癌疗效观察和预后估计。转移性卵巢癌、结肠癌、肝癌、胆管癌、胰腺癌、肺癌和支气管癌时，也可不同程度增高。19世纪80年代，对乳腺癌的诊断和治疗随访有一定价值，但在乳腺癌的早期敏感性较低是其不足。一般，Ca15-3的参考值为<25U/mL。

乳腺癌相关标记物如Ca15-3指标高，一定是患乳腺癌了吗

不一定。正常人患乳腺增生或卵巢相关疾病也会有Ca15-3升高，这种情况需要定期复查。

乳腺癌最易漏诊的部位在哪里

锁骨下部位、乳腺边缘部位、乳腺内下部位，因为这些部位B超和钼靶不易检查到位而易漏诊，故要特别留意。

发现乳腺肿块，
B超和钼靶检查能否确诊是乳腺癌

典型的乳腺癌通过医生的检查，加上B超和钼靶检查就能确诊。不典型的乳腺癌需做穿刺定性。

乳腺癌

穿刺是否会引发乳腺癌细胞扩散

不会。乳腺的穿刺针活检是一种安全而可靠的诊断方法，穿刺针有针芯和针套保护。

乳腺癌的治疗方式有哪些

乳腺癌的治疗现已进入了综合治疗时代，形成了乳腺癌局部治疗与全身治疗并重的治疗模式。医生会根据肿瘤的分期和患者的身体状况，酌情采用手术、化疗、放疗、内分泌治疗、生物靶向治疗及中医药辅助治疗等多种手段，采用个体化治疗。

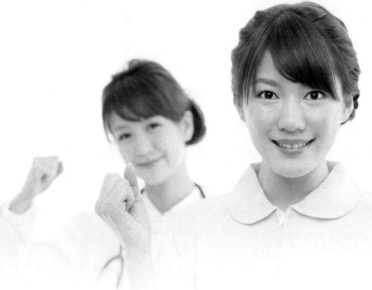

乳腺癌的化疗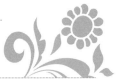

乳腺癌患者为什么要进行化疗

乳腺癌是一种全身性疾病，治疗乳腺癌主要有手术治疗、化学药物治疗（化疗）、放射治疗（放疗）、内分泌治疗和生物治疗等手段。临床必须根据癌症分期，选择不同方法联合或单药应用，选择合理时，部分病例可达到完全缓解。

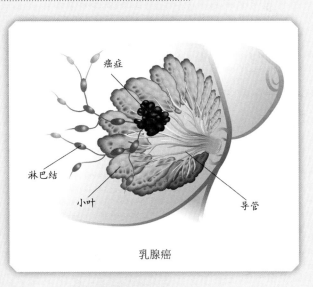

乳腺癌

在各种癌症中，乳腺癌属于对抗癌药比较敏感的肿瘤。所以，化疗在乳腺癌的综合治疗中起着重要作用。化疗药可大部分有效阻断或抑制肿瘤DNA合成，从而根除机体内残余的肿瘤细胞，这是提高治疗效果、提高生存率较为成熟的治疗方法。对于大部分手术患者，化疗可用于术前或术后，对晚期已转移扩散者，化疗更是主要手段。

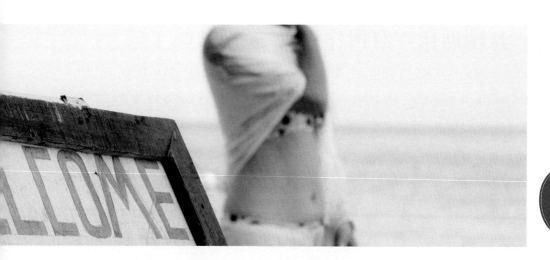

乳腺癌

哪些乳腺癌患者需要进行化疗

根据临床分期、病理分类、激素受体状态等全面评估,需要进行化疗的患者有:①临床Ⅱ期以上;②部分临床Ⅰ期患者,腋窝淋巴结(+)或绝经前受体(−)者;③对于临床Ⅰ期淋巴结(−)者,病理分类恶性程度较低者(如黏液癌,大汗腺样癌,腺样囊性癌等),绝经后受体(+)者可适当减少化疗周期;④对于高危患者,如绝经前受体(−)淋巴结(+)的患者应坚决做足化疗;⑤能耐受化疗者,术后辅助化疗一般以6个周期为宜。

乳腺癌化疗分为哪几类

目前,乳腺癌的化疗可以分为三类:一是术前的新辅助化疗;二是术后辅助化疗;三是对复发转移进行的解救化疗。

什么是新辅助化疗

新辅助化疗也称术前化疗或早期化疗,指恶性肿瘤在局部治疗(手术或放疗)之前给予的全身化疗。

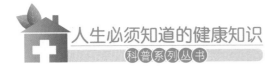

新辅助化疗有何作用

　　新辅助化疗有以下作用：①有助于了解肿瘤对化疗药物的敏感程度，提供了一次明确的体内药物实验，为术后化疗提供了依据；②有效的术前化疗在减轻恶性肿瘤多种伴随症状的同时也减轻了患者的精神和心理上的不适反应；③降低临床分期，缩小原发病灶及转移的淋巴结，为无手术条件的患者提供手术的可能，提高根治性手术的切除率，由于瘤体缩小可使手术范围相对缩小，增加保乳机会；④可以减少肿瘤的增殖活性，防止在手术过程中播散；⑤及早预防癌细胞向远处转移的发生，提高长期生存率。国内外大量资料证明，一般Ⅲ期患者术前有微小转移灶存在，新辅助化疗可以有效地消灭微小转移灶，减少术后远处转移灶的可能性；⑥新辅助化疗方案与术后化疗一样，但效果优于术后化疗，所以并没有增加患者的医疗负担。

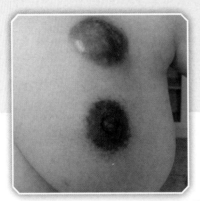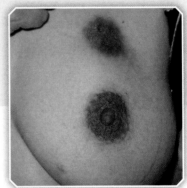

新辅助化疗前后肿物变化

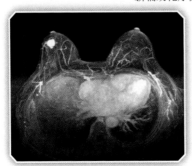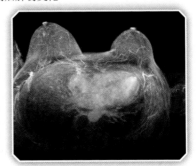

图示为经新辅助化疗病理完全缓解后患者的核磁图像

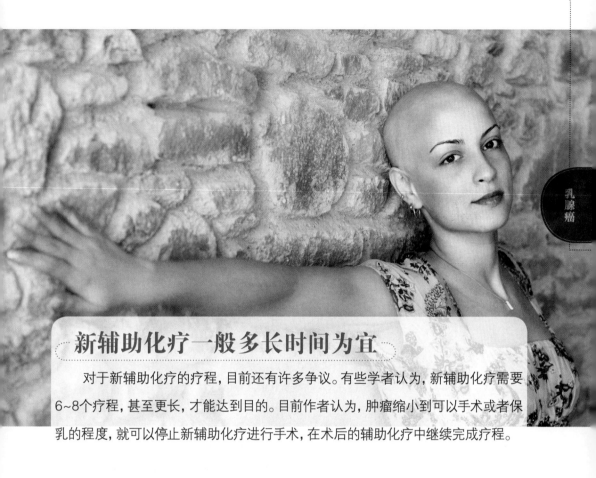

乳腺癌

新辅助化疗一般多长时间为宜

对于新辅助化疗的疗程，目前还有许多争议。有些学者认为，新辅助化疗需要6~8个疗程，甚至更长，才能达到目的。目前作者认为，肿瘤缩小到可以手术或者保乳的程度，就可以停止新辅助化疗进行手术，在术后的辅助化疗中继续完成疗程。

乳腺癌患者术后如何选择化疗方案

根据患者激素受体状态和HER2状态以及不同病理分类的乳腺癌选择优先的术后辅助化疗方案，体现个体化原则。化疗一般应该完成4~8个周期。2011年NCCN指南将术后辅助化疗方案分为两大类：优先选择方案和其他选择方案。优先选择方案，包括TAC方案（多西紫杉醇+阿霉素+环磷酰胺），AC（阿霉素+环磷酰胺）序贯紫杉醇的剂量密度方案（2周方案），AC序贯每周紫杉醇方案，TC方案（多西紫杉醇+环磷酰胺）和AC方案。优先原则是综合考虑了疗效、毒性和治疗方案确定的。

153

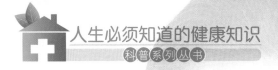
乳腺癌化疗有哪些常见的不良反应

乳腺癌化疗常见的不良反应主要表现在以下方面：

（1）疲劳、乏力。

（2）消化道反应：恶心、呕吐、食欲缺乏、腹胀、腹泻或便秘等。

（3）骨髓抑制反应：表现为白细胞下降、血小板下降，甚至贫血。

（4）口腔黏膜炎症：有些患者出现口腔溃疡、黏膜溃疡。

（5）脱发：这种脱发是暂时性脱发，在化疗结束以后大多数患者的头发还可以再生长出来。

乳腺癌化疗少见的不良反应有哪些

乳腺癌化疗少见的不良反应主要表现为：

（1）免疫抑制：化疗药物能抑制免疫功能，使患者机体免疫功能低下，抵抗力下降而并发感染等。

（2）周围神经炎：一般药物对周围神经有损害，如紫杉类、长春碱类。患者感觉手脚发木、发麻，有的甚至感觉比较迟钝，需当心被烫伤，因为这个时期用手去抓一些热的东西，感觉迟钝，会造成烫伤。

（3）局部反应：如化疗药物引起的静脉炎，药物渗出所引起的局部皮肤溃破、坏死等。

（4）内脏损伤：如心脏的毒性（患者可以出现心慌、胸闷，甚至心律失常、心脏缺血的改变）、肝肾功能损伤、心功能障碍、肺纤维化等。

（5）其他：如发热、流感样症状、全身性过敏反应（急性的超过敏反应多见于紫杉类药物）、提前绝经等。

（6）诱发第二肿瘤的发生：理论上化疗药物有诱发体内第二肿瘤发生的可能。

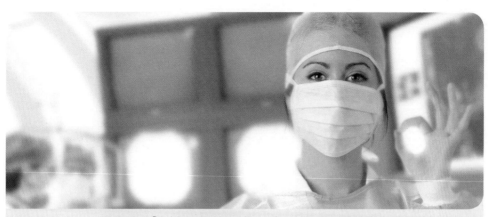

乳腺癌化疗不良反应严重时可以放弃化疗吗

不可以。化疗是控制乳腺癌病灶，尤其是控制癌细胞全身转移的重要手段，一般情况下，乳腺癌患者需要完成4~8个周期的化疗。但由于化疗药物常常会引起很多不良反应，因此不少患者无法坚持到最后。殊不知，这样很可能前功尽弃，不仅不能控制病情，甚至还有可能对身体各机能造成很大的损害。不同体质的人、不同的化疗药物所产生的化疗反应会不同。因此，要针对不同的情况采取积极有效的措施控制化疗后的不良反应。

乳腺癌化疗后恶心、呕吐如何处理

恶心、呕吐是化疗最常见的消化道反应，除了克服恐惧心理引起的反射性呕吐外，可根据情况使用一些止吐药物。不同的化疗药物，呕吐的情况也不一样。临床上最常用的止吐药有速效止吐药和长效止吐药两类，这两类药应先在化疗前使用，化疗后再用1~3 天，同时可以加入适当的镇静药(地西泮等)或激素(地塞米松等)。

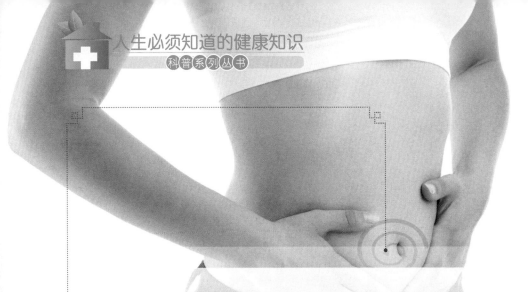

乳腺癌化疗后腹泻如何处理

　　腹泻也是化疗后常见的反应，免疫力低下，易造成肠道感染。这时首先要调整患者的饮食，让患者吃一些容易消化吸收又富含营养的食品，宜食含益生菌的温热酸牛奶，忌吃生、冷、油腻以及含粗纤维多的食物，饭菜温度适中，忌过热、过凉，入口食物一定注意卫生，同时还应该对症进行药物治疗，如思密达、黄连素、氟哌酸。氟哌酸有降低白细胞的作用，化疗期间应慎用。

乳腺癌化疗后食欲缺乏如何处理

　　一些患者化疗后，往往食欲不好，不想吃东西。这时就要选择一些清淡的、不油腻的食物。因为化疗药对胃肠道蠕动有抑制作用，减弱了消化功能，应注意少食多餐，可以用一些帮助消化、增加胃动力的药物。注意暖胃，吃些山楂或含酸性水果，也可借助外力增

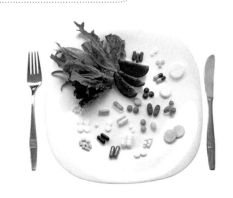

加胃肠动力，如按摩腹部，按摩时可以顺时针由中心向外按摩。

乳腺癌化疗后口腔黏膜溃疡如何处理

　　避免在输化疗药时吃过热的食物或饮过热的水，坚持在用药期间不进刺激或过热食物，可以在化疗期间注意饮食清淡，避免辛辣刺激食物，适量补充B族维生素，6片/次，口服，3次/日，每日饭后淡盐水漱口。溃疡重者可增加B族维生素至10片。

乳腺癌化疗后脱发如何处理

　　患者可以戴一个冰帽对付化疗后引起的脱发，这种特制的帽子能使头皮温度保持在15℃以下，并能收缩头部血管，减少药物对头皮损害，从而减少对头皮、毛发的损害。在化疗当天勿梳头，减少梳子对头皮损伤，化疗前洗头、洗澡，化疗后两周内减少洗头次数。

乳腺癌化疗后皮肤反应如何处理

　　化疗药在光作用下会引起皮肤反应，包括指甲发黑、手脚皮肤变黑，因此，化疗期间应避免过多地晒太阳。

乳腺癌化疗后白细胞、血小板减少如何处理

　　一般在化疗后的7~14天（偶有4天后）可能会出现白细胞和血小板减少的情况，这时应该每周查1~2次血常规，随时观察血象情况。如白细胞、血小板减少，可用药物控制，刺激骨髓造血，快速升白细胞，必要时还可通过输血或输血小板来解决问题，避免因白细胞低下造成感染、发热等一系列问题。若白细胞低于$0.5×10^9$/L相对危险，需住院隔离，监测体温，注意并发感染出现，宜每间隔6小时给升白药一次，每天监测血常规，调整用药。

乳腺癌

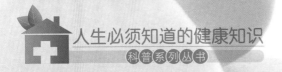
乳腺癌化疗后心、肝、肾功能异常，如何处理

患者化疗前后要定期检查肝、肾功能，根据情况采取措施。一般轻度的损害不影响后续化疗，化疗结束后一般肝肾功能可逐渐恢复正常，在化疗期间可适当应用保肝肾的药物减少损害。有些化疗药物可能会引起心脏不良反应，表现心悸、心前区不适。化疗前后应该做心电图或超声心动图检查，监测心脏情况，并用心脏保护剂予以预防。

乳腺癌化疗造成周围神经炎如何处理

可以通过补充B族维生素来缓解症状，症状重时可肌注维生素B，增加新陈代谢，减轻症状。也可以加强手脚活动，促进血液循环改善。

乳腺癌化疗药物外渗如何处理

如果药物外渗，可以引起皮肤、皮下组织坏死，形成溃疡，化学药物刺激静脉，可以引起静脉炎，有时在皮下见树枝样改变。所以，目前多推荐建立深静脉通路来进行化疗，如PICC、输液港装置、锁骨下插管等措施预防。

乳腺癌患者化疗期间如何调理饮食

许多乳腺癌患者术后需要进行一定周期的化疗，化疗在杀灭肿瘤细胞的过程中，也对正常组织有损害，相应的也会带来一些不良反应，如免疫力下降、恶心、呕吐、食欲缺乏、白细胞降低等，影响化疗的正常进行。因此，在化疗期间应注意饮食调理，恢复体质，增强免疫力，从而顺利完成化疗。

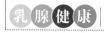
营养要充足。乳腺癌患者身体一般比较虚弱，化疗期间要适当增加蛋白质、糖分的摄入，特别要保证蛋白质的摄入，少食高脂肪、高胆固醇类的食物，多食一些瘦猪肉、牛肉、鸡肉或鱼肉等，忌食油炸类食物，少吃腌渍食品，少食用刺激性强的调味品。饮食上讲究多样化，荤素搭配、酸碱平衡，注意食物的色、香、味。厌食的患者可适当吃一些山楂、萝卜、金橘等健胃食品，增加食欲，帮助消化。

乳腺癌患者宜吃哪些食物

多吃富含抗癌成分的食物。研究表明，以下几类食物对乳腺癌患者有一定的防治作用。卷心菜、大白菜、甘蓝等含有抗癌物质吲哚－3－甲醇，可以阻止体内致癌物诱导肿瘤细胞扩散，抑制肿瘤的生长；大蒜、洋葱等含有大蒜素，能够阻断亚硝胺的合成，同时含有维生素C、维生素A等成分，可以起到抗癌作用；芦笋中含有组蛋白，实验证明能够有效控制乳腺癌细胞的生长。另外，海带、紫菜、西红柿等食物中均含有丰富抗癌成分，经常食用对于乳腺癌患者有一定的益处。

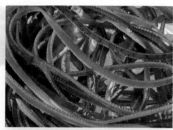

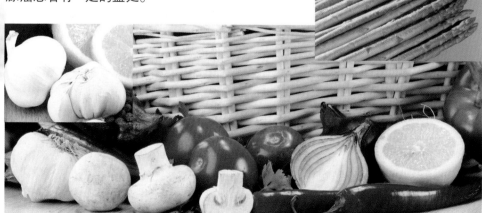

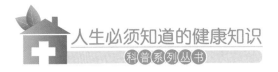

乳腺癌患者宜吃哪些水果

适当进食一些新鲜的水果，如西瓜、猕猴桃、苹果、梨、草莓等含有丰富的维生素C、维生素B等，具有一定的抗癌作用。大枣不仅含有山楂酸等多种抗癌成分，同时对化疗引起的白细胞降低、血小板减少有治疗作用。因此，乳腺癌患者化疗期间可以经常食用大枣。

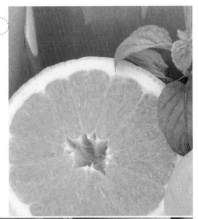

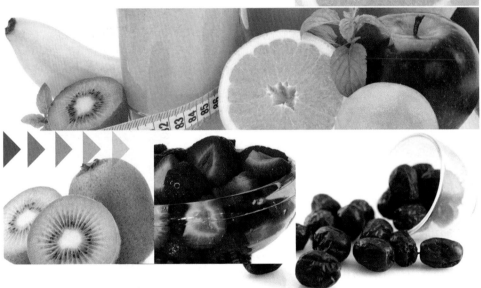

乳腺癌患者如何合理安排饮食与化疗的时间

化疗常引起恶心、呕吐等消化道反应。因此，化疗时要合理安排饮食。化疗当天，饮食应清淡可口。应在化疗前3小时进食，此时食物已经基本消化排空，化疗结束后晚餐宜延迟，减少恶心、呕吐的症状，忌油腻、不易消化的食物。口服化疗药物时，饭后半小时服用较好，消化道反应会轻些。化疗呕吐时可口含生姜片，对于止吐有一定帮助。

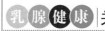

乳腺癌患者的简单食谱

（1）莲三宝粥：优质大米100克、绿豆20克、通心白莲子20克、红枣30克、白糖150克。

（2）菱粉芋头羹：老菱50克、芋头250克、白糖20克。

（3）山慈姑牡蛎海藻汤：山慈姑4克、生牡蛎30克、海藻20克。

（4）海带萝卜汤：海带30克、白萝卜250克。

乳腺癌

化疗为什么有效

化疗药物通过血液到达身体的各个部位，药物能够有效抑制癌细胞的生长和繁殖，使一些患者远处转移灶及乳腺病灶消失，从而抑制病灶。

化疗需要住院吗

多数患者可以在门诊化疗，但有少数患者，如体质弱、并发症多等，需要住院1~2天观察。

乳腺癌用化疗药有哪些给药方法

有两种：一种是静脉注射，另一种是口服。

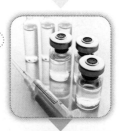

乳腺癌化疗疼痛吗

当药物进入血管时感觉似抽血，针头部位感到灼痛、冰冷、稍有疼痛感，偶有其他异样感觉，持续时间约10多分钟即有好转。

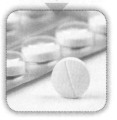

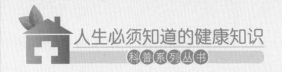

乳腺癌化疗疗效是否有效怎么判断

医生检查评估,目前新辅助化疗可以评价,术后辅助化疗则依据病情轻重进行评估,缺乏有效性的评价依据。

乳腺癌患者化疗期间能否食用海参、冬虫夏草等补品

可以食用,增加机体抵抗力和各种药物引起的组织器官损伤。

乳腺癌患者化疗期间能否服用维生素C

输化疗药当天至第7天不建议用,曾有报道维生素C可以减弱化疗疗效。7天后组织修复需要可以口服维生素C。

乳腺癌患者化疗期间能否服用钙片

用化疗药当天至第7天最好不用,因吸收差,有些药物之间有拮抗作用,抑制化疗疗效。

乳腺癌患者化疗为何服用大量激素药物

主要是防止过敏反应,减轻化疗不良反应,提高机体耐受力。

乳腺癌患者化疗时为何口服激素忌空腹

激素对胃黏膜有刺激,不宜空腹服用,否则易导致胃炎及胃部不适,影响化疗疗效。

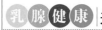

化疗期间应注意些什么

（1）从化疗第1天开始数，第4天、第7天、第10天复查血常规，监测白细胞等，防止感染、高热等严重情况发生。

（2）每次饭后盐水漱口，保持口腔清洁。

（3）使用化疗药时尽量避免进食刺激食物、热食物等，从而保护口腔黏膜及胃黏膜，减少口腔溃疡发生。

（4）每次化疗结束后多饮水、多走动，加快药物排泄，减少药物不良反应。

（5）防止化疗后头发脱落的方法有很多，例如减少抓挠、戴冰帽、减少用力梳头对头皮的损伤等。

（6）化疗患者的饮食提倡均衡、规律、健康、不忌口，因长期的忌口会导致营养单一，食物单调乏味、食欲下降，最终影响身体健康。

术前化疗乳房肿块应怎样做标记

用亚甲蓝或特殊标记笔标记肿块范围大小，标记边缘以触及肿瘤边缘为宜。

术前化疗乳房肿块为何要做标记

便于评估化疗效果，疗效好的患者在化疗周期结束后，肿瘤消失了，超声和核磁也探测不到，对确定手术范围的评价有影响，所以必须标记。

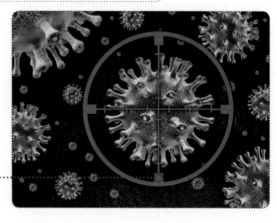

乳腺癌

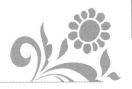

乳腺癌手术

治疗乳腺癌有哪些手术方式

目前常用的乳腺癌手术方法为：①乳腺癌根治术：是将病变乳房、腋下的淋巴结以及一些胸壁的肌肉切除，这种手术的创伤较大，术后对上肢功能会有影响。所以，只有当癌细胞侵入了胸壁的肌肉才选择进行这类手术；②乳腺癌改良根治术：将乳房和一些腋下的淋巴结切除，而不切除胸壁的肌肉。由于胸壁的肌肉得到完整保留，因此胸腔壁和手臂肌肉的形体均不受影响，可以迅速复原。这是目前最常采用的标准乳癌手术方式；③保留乳房的乳腺癌切除术：所谓保乳是指保留乳房的基本形状，仅切除病变的部分，其中包括象限切除、区段切除、局部切除，加上腋窝淋巴结清扫，术后辅以放疗、化疗及内分泌治疗等综合治疗。

目前改良根治术仍然是我国乳腺癌外科治疗的主要方法，据不完全统计，约占所有术式的95%。

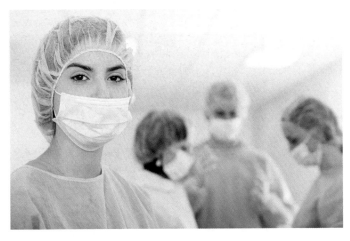

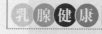

哪些乳腺癌患者适合做保乳手术

保乳手术的适应证：①原发肿瘤直径小于3~4厘米；②同侧腋窝淋巴结未触及或虽触及但未转移；③肿瘤单发，离乳头、乳晕较远，大于2厘米以上；④乳房与肿瘤体积比例适中，乳房过小，保留外形没有意义；过大，放疗后纤

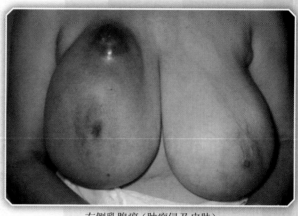

右侧乳腺癌（肿瘤侵及皮肤）

维化会招致胸部两侧明显不对称。由于术前化疗的广泛应用，近几年对保乳的手术适应证还有所放宽，如肿块虽然较大，但经化疗后能明显缩小至3厘米以下者，也可考虑保乳手术。肿块在乳头乳晕区者也可考虑切除后再造。

保乳手术的禁忌证

绝对禁忌证：多中心乳腺癌，包括X线提示有弥漫分布的恶性钙化。

相对禁忌证：①原发灶大于或等于5厘米，腋淋巴结大于或等于2厘米；②转移淋巴结数大于或等于4个；③病程短，倍增时间快的肿瘤；④妊娠期、哺乳期乳腺癌；⑤有胶原血管性病变病人，在乳房照射后放射性纤维化及脂肪坏死严重。

乳腺癌患者一旦确诊必须尽快手术吗

手术是乳腺癌综合治疗中的一部分，评估病情分期，依据分期决定是否先手术的治疗方式才是最好的方案选择。对于0期、I期的患者可以先手术，而淋巴结转移或其他远处转移的病例则先化疗效果好，控制远处微小转移灶。

乳腺癌

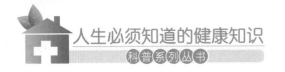

乳腺癌做前哨淋巴结活检的意义是什么

判断病情分期,减少手术清扫腋窝造成的创伤和不必要出现的根治性术后的并发症。

钼靶片提示有"伪足", 行保乳术时该怎样判定术区范围

"伪足"即毛刺,是肿瘤的标志。术前结合钼靶和超声定位,否则术中容易导致毛刺部位肿瘤残留,术后容易复发。

乳腺癌手术后有哪些常见并发症

目前,国内乳腺癌的手术方法主要是标准根治术及改良根治术,均有一定比例的乳腺癌并发症。乳腺癌术后并发症:

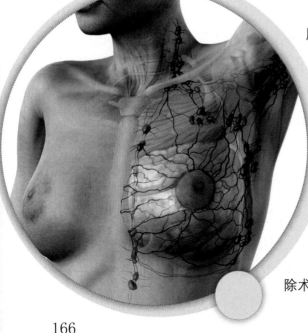

(1)皮下积液:多因皮瓣活动遗留空腔、皮下渗液引流不畅所致,可采用创面持续负压引流及皮瓣良好的固定来防止皮下积液的发生。

(2)皮瓣坏死:轻者皮瓣边缘坏死,因范围有限,一般不影响创口愈合。重者坏死范围较大,应及时剪除坏死部分,清创换药,做好植皮前的创面准备,以便及早植皮。

(3)出血:在进行肿块切除或根治性切除术后,均可有此种并发症的出现。出血的原

因有：①术前应用化疗或激素类药物使伤口容易渗血；②术中止血不彻底遗留有活动性出血点；③术后由于应用持续负压引流，体位改变或剧烈咳嗽等原因，使电凝的凝血块脱落或结扎的丝线滑脱，导致引流出血。

（4）患侧上肢淋巴水肿：引起上肢肿胀的原因很多，如腋窝积液、头静脉结扎、切口延至上臂、腋下广泛转移、术后上臂活动迟延等。为防止上肢水肿，最好消除诱因。已出现水肿时，宜抬高患肢，使用弹力绷带包扎，避免过劳及预防感染。

（5）术后感染：可见皮瓣边缘坏死、感染，腋窝积液持续时间过长，或反复引流不畅，亦可发生感染。此时，局部应积极合理换药，清除不利于伤口愈合的因素，同时也应给予足量的抗生素，控制感染。

乳腺癌手术后应怎样复查

NCCN指南推荐乳腺癌患者术后：2年内每3个月进行一次病情随访和体格检查；术后2年以上，每6个月进行1次，持续5年；此后每12个月1次。每12个月进行1次乳腺钼靶X线摄片（接受保乳手术者放疗后每6~12个月1次）。接受他莫昔芬治疗者，若子宫仍保留，每12个月进行一次妇科检查。接受芳香化酶抑制剂治疗者，应在基线状态及之后定期监测骨密度，监测雌二醇水平。

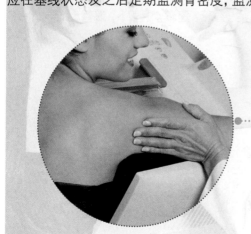

乳腺钼靶X线摄片

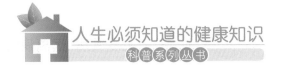

乳腺癌手术后的饮食应注意哪些方面

　　任何乳腺疾病当然乳腺癌也不例外，无论术前术后均可多食海带、海藻、紫菜、芦笋、鲜猕猴桃等具有化痰软坚散结功能的食物。饮食调养可以结合中医养生之道，给予益气养血、理气散结之品，巩固疗效，促进身体康复，如山药、薏仁、菠菜、丝瓜、海带、大枣、橘子、山楂等。

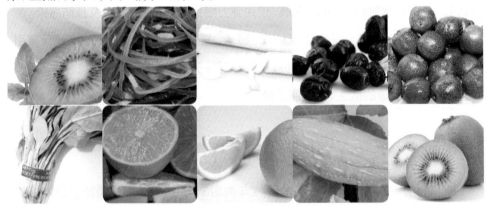

乳腺癌手术后放疗期间的饮食
应注意哪些方面

　　饮食宜食用甘凉滋润之品，如枇杷、梨、香蕉、莲藕、胡萝卜、海蜇、海参、海带等。减轻辐射，宜服富含维生素的食物。

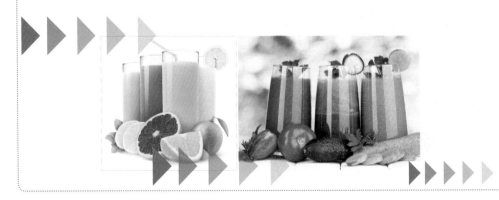

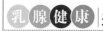

乳腺癌手术后要进行哪些功能锻炼

乳腺癌手术后的功能锻炼要科学安排，循序渐进，大体可分为三个阶段：

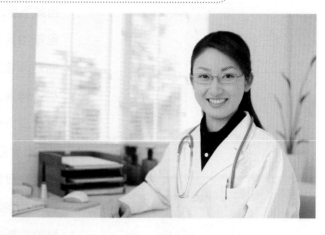

（1）拔管前期的功能锻炼：乳腺癌根治术后，为了使皮肤愈合良好，避免发生积液，术后须放置橡胶引流管，并用胸带加压包扎。回病房后，即将橡胶引流管接通负压吸引器。此期主要应锻炼手、腕部及肘关节的功能。可做伸指、握拳和屈腕屈肘等锻炼。

（2）拔管后期的功能锻炼：此期主要为肩关节的锻炼，由于接近腋下切口处的瘢痕组织尚未形成，故早期进行锻炼可使三角肌、斜方肌和背阔肌尽快恢复功能。这是乳腺癌根治术后，上肢功能锻炼的重要一环。锻炼的方法为：①术后第3~4天，患者可坐起，开始进行屈肘运动；②解除固定患者上肢的胸带后，可练习患者手掌扪对侧肩部及同侧耳部的动作；③拆除切口缝线后，可锻炼抬高患肢上肢，将患侧的肘关节屈曲抬高，手掌置于对侧肩部；初时可用健侧手掌托扶患侧肘部，逐渐抬高患侧上肢，直至与肩平；④拆线后第5天，练习将患侧手掌置于颈后，使患侧上肢逐渐抬高至患者自开始锻炼时的低头位，达抬头、挺胸位，进而能以患侧手掌越过头顶并触摸对侧耳部为止。为了扩大肩关节的活动范围，此时还可做扶墙锻炼，加强抬高患侧上肢的功能。

（3）出院后上肢功能的锻炼：患者出院后，应继续坚持患肢的功能锻炼。可重复做上述的各项练习，特别是扶墙抬高上肢的运动，可使上肢及肩关节的活动范围逐渐恢复正常。为了进一步使各项动作协调、自然、轻松，还可以进行以下几项功能

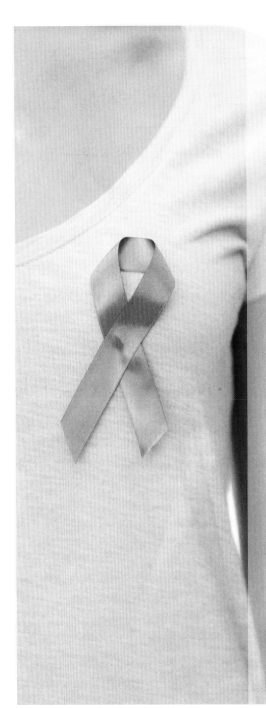

锻炼：①上肢旋转运动：先将患侧上肢自然下垂，五指伸直并拢。自身体前方逐渐抬高患肢至最高点，再从身体外侧逐渐恢复原位。注意上肢高举时要尽量伸直，避免弯曲，动作应连贯，亦可从反方向进行锻炼；②上肢后伸运动：患者应保持抬头挺胸。此外，患者还可在日常生活中制定提、拉、抬、举物体的各种负重锻炼，以增强患侧上肢的力量，使其功能完全恢复正常。

以上要求每天锻炼1~3次，每次30分钟。注意避免过度疲劳，应循序渐进，适可而止。对有特殊情况的患者，应酌情减少或延缓锻炼时间，但不可停止练习。

乳腺癌手术后功能锻炼不当会引起腋下血肿吗

会。乳腺癌术后上肢功能锻炼要循序渐进，不可过度，锻炼不当或过度会导致腋下组织瘢痕撕裂损伤，引起出血，形成血肿。

乳腺癌手术后患者上肢及胸前区有麻木或不适感正常吗

正常。乳腺癌手术会损伤部分皮神经、部分肋间臂神经，术后半年或更长时间内会觉得术区麻木或不适，天气变化时较为敏感。

乳腺癌手术后仅有一次患侧上肢过度负重会引起水肿吗

会。乳腺癌手术时腋下静脉分支均结扎，运动或负荷过重时易造成回流障碍，导致水肿。

乳腺癌患者复查发现对侧乳腺结节该如何处理

发现对侧结节若形态规则、边界清晰，无血流信号，可定期复查；若结节形态有变化，边界不清，或出现血流信号，可行手术切除或穿刺活检，以明确结节性质。

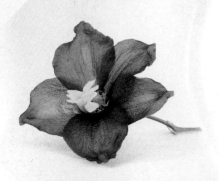

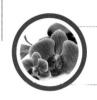

乳腺癌的预防

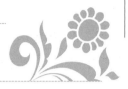

如何预防乳腺癌

　　预防乳腺癌要做到以下几点：①养成良好的的生活习惯，调整生活节奏，保持心情舒畅；②坚持体育锻炼，积极参加社交活动，减少心理压力，保持平和心态；③养成良好的饮食习惯，如多吃鱼、白菜、豆制品等，避免饮酒、少喝咖啡；④生育不要太晚，最好不要超过35岁；⑤积极治疗乳腺疾病，不乱用外源性雌激素；⑥养成

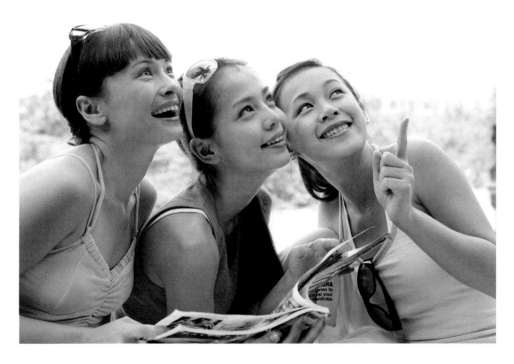

自我检查的好习惯：一般乳房的自我检查每月1次，有月经的妇女的最佳检查时间应在每月月经来潮后第9~11天检查，因此时乳房比较松软，易于发现病变；已停经的妇女可随意选择1个月的任何一天，定期检查。

乳腺从未疼痛或无其他不适症状，不用检查对吗

　　不对。乳腺癌早期或中期无任何症状，有些晚期乳腺癌也无任何症状。通过远处转移病灶检查才发现。所以，没有任何症状也需定期检查。

怀孕生育能降低乳腺癌发病率吗

　　可以降低发病率，但不是主要的。

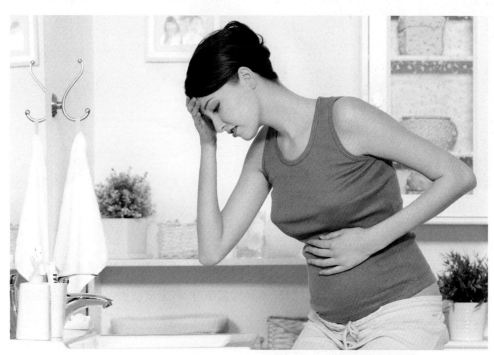

绝经后女性乳腺癌发病率会降低吗

乳腺癌的发病率是随着年龄增长而升高的，绝经后也大体如此。其原因是：乳腺癌的发病与雌激素刺激的强度和刺激的累积暴露时间有关系，绝经后体内雌激素水平虽然比较低了，但雌激素的累积刺激量仍会增加，只不过这种累积刺激量的增加速度已经不像绝经前那样快而已，其实低水平的雌激素并不等于没有雌激素。

未婚未育的乳腺癌患者能否生育

可以生育。但需要全部治疗结束后，至少治疗结束5年以上，口服药物治疗停药1年以上，且全面复查后再考虑生育。

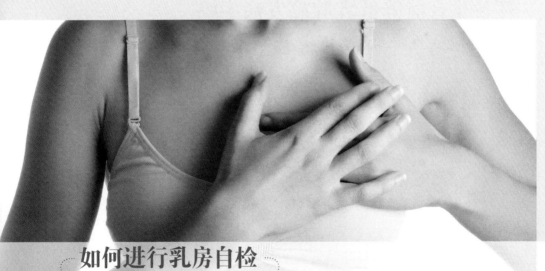

如何进行乳房自检

可以通过以下三种方法进行乳房自检：

（1）在镜前检查：对着镜子两手下垂于身体两旁，再将双上肢缓慢上举过头，观察乳房的形态改变，包括乳房的轮廓、有无肿起部分、有无皮肤微凹或乳头的回缩。接着，双手叉腰，观察双侧乳房是否对称。

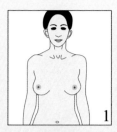

1.立于镜子前，仔细观察每一侧乳房的外观、大小、皮肤颜色或者乳头颜色的变化，乳房是否有湿疹，或者皮肤是否出现凹痕；两个乳头高度的差别；乳头有无液体或血液流出。

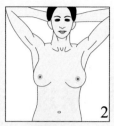

2.抬起一侧手臂看另一侧乳房是否像正常一样随之抬起。检查乳房上部与腋下结合部有无异常。双手举过头顶，身体转向一侧反复观察乳房的侧面。用同样的方法观察另一侧。

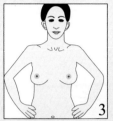

3.双手平稳地放在腰部，用力按压觉得胸部的肌肉紧张起来，然后进行观察，看乳房是否有不同以往的线条（有无异物突起）。

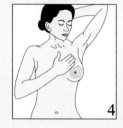

4.先触摸乳房，用中指和食指的指腹，沿逆时针方向一圈，由乳头中央逐渐向外扩大触摸，再触摸腋下。

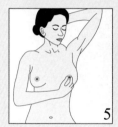

5.用食指、中指和拇指轻轻地提起乳头并挤压一下，仔细查看有无分泌物。

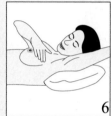

6.将左臂放在头下，用右手检查左侧的乳房是否有肿块，触摸时稍微用力。同样检查右侧的乳房。如果你的乳房过大，可以在你的肩下垫一个枕头。

乳腺癌

（2）洗澡时检查：尤其在沐浴露尚未洗去前，手易在湿润的皮肤上移动。将摊平的手指指腹轻柔地移动，检查乳房的每个部分。右手检查左乳，左手检查右乳，检查乳房有无肿块、硬结或增厚。

（3）在平卧时检查：平卧时在被检查乳房侧的肩胛下填放一个枕头或软物。同法右手检查左乳，左手检查右乳，检查乳房有无异常。

一级亲属有乳腺癌患者，须如何预防

定期检查，必要时做BRCA基因检测，进行预防性干预措施，基因检测阳性者可口服药物或做乳房腺体切除手术等。

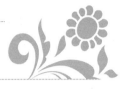

乳腺湿疹样癌

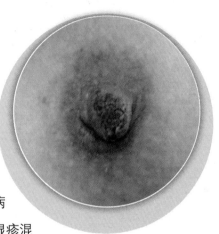

乳腺湿疹样癌

什么是
乳腺湿疹样癌

　　乳腺湿疹样癌是发生在乳头部位的恶性肿瘤，是一种特殊的恶性肿瘤，比较少见，约占乳腺癌总数的3%以下。乳头处病变表现像湿疹样改变，易与乳头、乳晕皮肤湿疹混淆，如果无病理学检查，有时肉眼不易鉴别。

乳腺湿疹样癌主要表现是什么

　　初期乳头湿疹样病变，乳头反复渗出液体后结痂，后期反复糜烂、溃疡、出血，脱屑结痂，乳头缺失。渗出液增多时累及乳晕皮肤粗厚，有时有瘙痒和烧灼感。

如何确诊乳腺湿疹样癌

　　简单方法：做乳头部位刮片细胞学检查即可确诊。

　　复杂方法：可行皮肤切除活检或病灶切除活检等方法确诊。

乳腺湿疹样癌有几种分类

有两种。无肿块型乳腺湿疹样癌和有肿块型乳腺湿疹样癌，两种类型的治疗方法处理不同。

乳腺湿疹样癌主要有哪些辅助检查

常规有B超、钼靶、核磁（MRI）三种辅助检查。

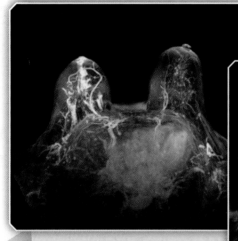

乳腺湿疹样癌（伴肿块）MRI表现

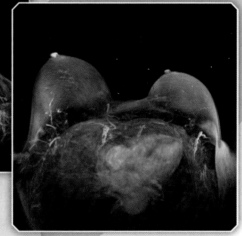

乳腺湿疹样癌（无肿块）MRI表现

乳腺湿疹样癌与湿疹如何鉴别

乳头、乳晕皮肤湿疹主要有引起湿疹的原因存在，如佩戴不透气乳罩或接触过敏原等，皮肤病变主要在乳晕区，严重时也有大量渗出液、结痂和脱屑。而湿疹样癌病变以乳头为始发部位，B超、钼靶检查即可初步确诊，钼靶片内有大量成簇钙化即可诊断。

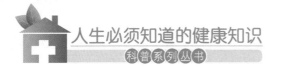
怀疑乳腺湿疹样癌，B超和钼靶检查未发现异常该如何处理

一是做乳腺核磁，二是取乳头脱落细胞或全层皮肤做组织学病理检查明确诊断。

乳腺湿疹样癌的病理有哪几种

有三种。一是单纯Paget's病，二是Paget's病合并导管内癌（占多数），三是Paget's病合并浸润癌。

乳腺湿疹样癌能否做保乳术

乳腺湿疹样癌病变累及乳头病变的导管，术前仅做B超和钼靶检查来判断是否能做保乳术，绝对不可靠，必须做核磁共振检查来判断病变范围，再决定是否能保乳。若病变范围小可以保乳，切除乳头及累及的病变范围即可。

有肿块型乳腺湿疹样癌什么术式最好

依据NCCN指南做乳腺癌改良根治术最好，清扫腋窝淋巴结。

乳腺湿疹样浸润性癌需要内分泌治疗吗

乳腺湿疹样浸润性癌当然需要做内分泌治疗。依据NCCN指南，绝经前考虑他莫昔芬治疗以降低复发风险，绝经后可考虑应用芳香化酶抑制剂治疗。

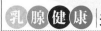
乳腺湿疹样癌需要化疗或放疗吗

一般不需要,除非合并浸润性乳腺癌或有转移的病例需要化疗或放疗。

确诊乳头部位乳腺湿疹样癌,乳房内肿块是否需要穿刺

需要穿刺排除是否有浸润,以决定手术方式。

乳腺湿疹样癌的好发年龄是哪个年龄段

发病高峰集中在50~70岁,60岁左右好发。年轻女性也可见,但发病率相对较低。

乳腺湿疹样癌患者乳房的肿块是浸润性癌,如何治疗

据NCCN指南,按浸润性导管癌方案进行,即依据病理结果进行化疗、放疗或靶向治疗。

乳腺湿疹样癌预后如何

发现早且无伴发浸润性病变,无肿块型可以治愈,预后好。

（本章编者: 徐红 赵峰霞）

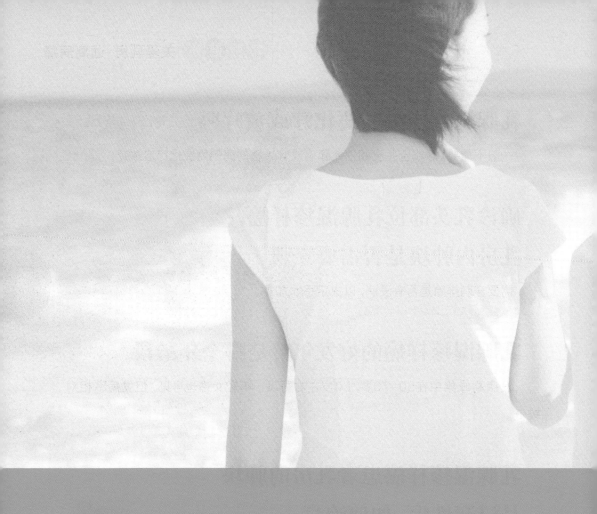

RUXIAN ROULIU

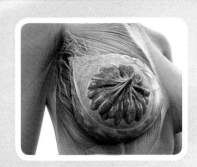
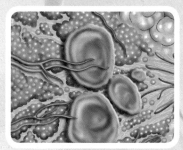
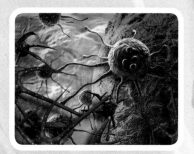

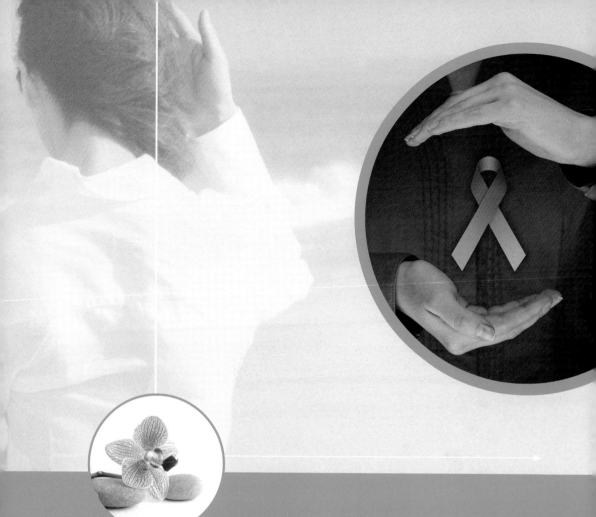

乳腺肉瘤

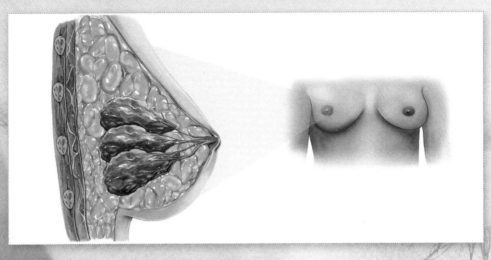

什么是乳腺肉瘤

乳腺肉瘤是指发生在乳腺间质组织，而不是在腺体的恶性肿瘤。

乳腺肉瘤的病因都有哪些

主要是跟雌、孕激素分泌水平失调，特别是雌激素水平的增高有关系。另外同遗传因素也有一定的关系。

乳腺肉瘤有哪几种类型

乳腺肉瘤主要有纤维肉瘤、叶状囊肉瘤（最常见）、间质肉瘤、脂肪肉瘤、血管肉瘤等。

乳腺肉瘤都有哪些症状

乳腺肉瘤的临床表现并不典型，首发症状是肿块，且往往是无痛性的，质地硬，边界可以是不规则的，活动度比较好。突出的特点是肿块生长的速度比较快，可占据乳房的一个象限或整个乳房,甚至可明显隆起于乳房表面。个别患者由于肿物增长过快过大,皮肤血循环受阻,可水肿或呈紫红色,有的可能压迫到皮肤,造成皮肤破溃。

怀疑乳腺肉瘤需要做哪些检查

(1)X线钼靶检查:是诊断乳腺肉瘤的重要辅助手段,可判断肿瘤边界和形状。

(2)超声波检查:可区分球形实体或囊实性混合图像。

(3)核磁共振检查:可清晰显示肿瘤血液供应情况及其与皮肤和胸壁的层次关系。

(4)病理学检查:可判断肿瘤性质,是确诊肿瘤类型和性质的手段。

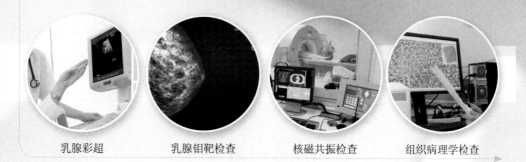

乳腺彩超　　　　乳腺钼靶检查　　　　核磁共振检查　　　　组织病理学检查

确诊乳腺肉瘤需要同哪些疾病相鉴别

(1)乳腺肉瘤和乳房纤维腺瘤的鉴别:主要是靠病理学检查,从临床体格检查和患者主诉的病史来讲,没有特异性表现。

(2)乳腺肉瘤和乳腺癌的鉴别:在体征上表现为乳腺肉瘤活动度比较大,边界比较清楚;乳腺癌边界不清楚,活动度差。辅助检查方面,钼靶显示乳腺肉瘤为比较完整的被膜包裹的一个肿块影,而且一般没有毛刺征的表现;而乳腺癌的边界不清楚,通常可以看到毛刺征和血管影,或密集成簇钙化灶。

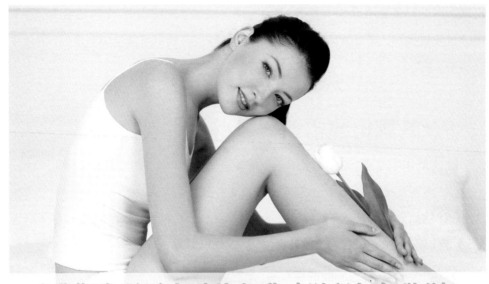

哺乳期发现巨大肿块与乳汁淤积如何鉴别

大多数经临床检查后可诊断，但少部分不典型病例有时需要穿刺定性。乳汁淤积多有部分导管扩张及囊肿形成，B超检查可明确，而哺乳期出现的肉瘤则无上述征象。

孕前多年未变化的乳房肿瘤
在孕期突然快速增长是否就是肉瘤呢

不一定。乳房的良性肿瘤如纤维腺瘤的发生，与内分泌激素失调有关，如雌激素的相对或绝对升高。孕期胎盘建立后，大量雌激素释放进入母体，可刺激纤维腺瘤迅速生长，此时快速增长的良性肿瘤则不一定是肉瘤。

乳腺肉瘤疼吗

一般是无痛的，因为乳腺肉瘤无痛性，不少患者早期不易发现。

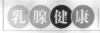

乳腺肉瘤常见吗

临床较少见，约占乳腺恶性肿瘤的1%，多发生于女性，男性罕见。

乳腺肉瘤最常见的发病年龄

乳腺肉瘤的发病年龄比乳腺癌早，多在30~40岁。

乳腺肉瘤会转移到什么部位

转移途径以血行播散为主，最常见的转移部位为肺，其次为脑、骨及卵巢，少有淋巴结转移。

确诊乳腺肉瘤后应如何治疗

一般情况下，乳腺肉瘤可以进行肿瘤及周围组织扩大切除手术；交界性的乳腺肉瘤可以进行扩大的肿瘤切除，或者进行单纯的乳腺切除术、象限切除术、半乳切除术；恶性的乳腺肉瘤，应该考虑进行根治手术，彻底切除肿瘤。

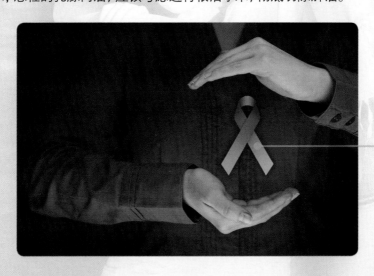

乳腺肉瘤

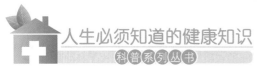

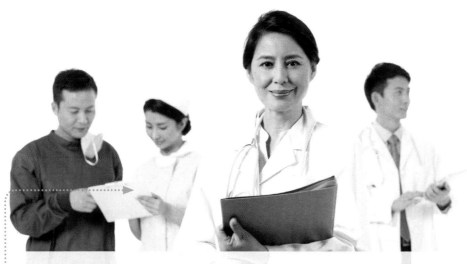

术前如何鉴别纤维腺瘤和肉瘤

因纤维腺瘤和部分肉瘤在超声、钼靶等辅助检查中表现相似，行肿物穿刺活检术为诊断的金标准。

怎样判断术中乳腺肉瘤是否切除干净

一是术中切缘切除要足够，二是术中做切缘快速病理检查。

乳腺肉瘤手术需要行腋窝清扫吗

没有必要行腋窝清扫，乳腺肉瘤一般很少发生腋窝淋巴结转移。对于乳腺肉瘤手术来说，足够的切缘和术中无残留是延长患者长期生存的关键技术。

治疗乳腺肉瘤需要化疗及放疗吗

截止到目前的研究和资料认为，辅助放、化疗对生存率的提高并没有获益，手术是唯一有效的治疗方式。

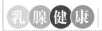

乳腺肉瘤需要口服内分泌药物或使用靶向药物治疗吗

不需要。肉瘤对内分泌药物或靶向药物均不敏感。

乳腺肉瘤为什么会出现每次复发的病理类型都不一样

乳腺肉瘤的组织来源是间质组织，包括纤维组织、脂肪组织。这些组织在形成的初期，是没有明确的分化方向的。在生长的过程中，可能间质细胞往脂肪组织样分化、往纤维组织样分化等。不同的分化方向，最后所确诊的病理结果就不同。每一次分化不一样，就表现为每一次复发的病理结果不一样。

乳腺肉瘤的预后怎么样

预后的情况，要看它的病理类型。通常分为三种病理类型：良性、交界性和恶性。良性病变，我们可能一次彻底切除了，但是过了一段时间以后很快会复发。复发的肿瘤，可能跟第一次发生的肿瘤的病理类型不一样，也就是说乳房病变，可能第一次是良性，第二次就分化为交界性的，交界性再复发可能分化为恶性的。恶性病变的特点是容易进行血行转移。

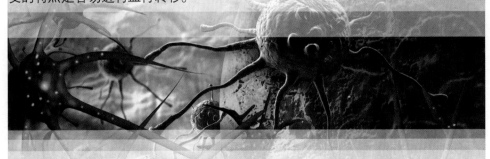

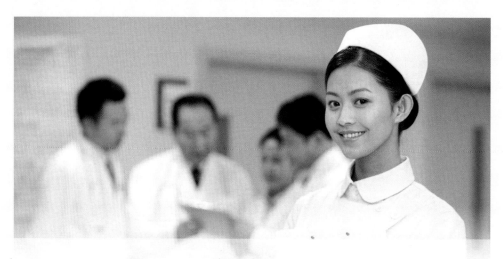

乳腺肉瘤肿块越大预后越差吗

是的。与一般肿瘤不同，肉瘤的分级与生存率无关，而肿块大小与总生存率有直接关系，肿块每增加1厘米风险比增加1.3倍。

乳腺肉瘤会癌变吗

癌和肉瘤是两个概念，癌的发生是来源于上皮细胞，肉瘤的来源是间质组织、间质细胞、纤维组织细胞，也就是说癌一般和肉瘤不会互相转化。

乳腺肉瘤容易复发吗，为什么

乳腺肉瘤是一种容易复发的疾病。因为肉瘤的来源是间质细胞，间质细胞的特点就是向多方向多潜能的分化。切除一个肉瘤组织，如果那里有残留的间质组织细胞，有可能在某个因素的刺激下，又不断地分化出来。

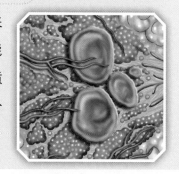

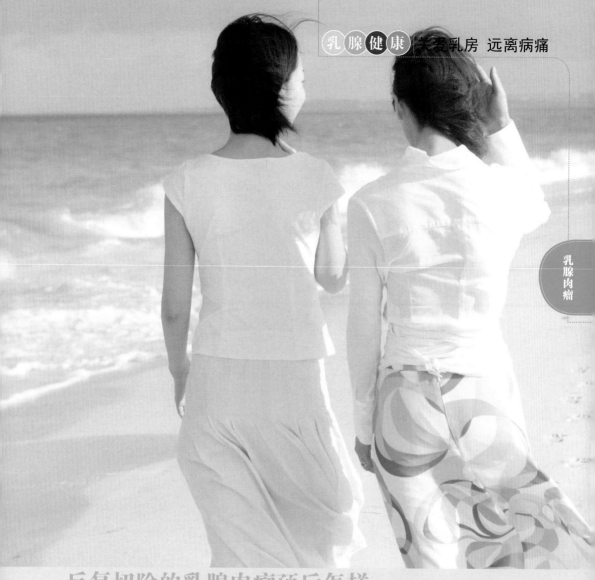

乳腺肉瘤

反复切除的乳腺肉瘤预后怎样

预后差。每切除一次复发的肉瘤，就增加一级分化差的级别，即从良性逐渐过渡至交界性，最后至恶性。

反复手术的巨大肉瘤患者能否保留乳房

反复手术3次以上的巨大肉瘤，再次手术则能保留乳房的概率降低，如保留乳房，复发及恶变的风险极高。

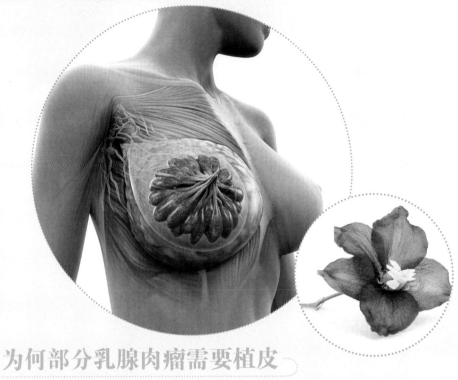

为何部分乳腺肉瘤需要植皮

与皮肤粘连紧密的肉瘤需切除局部皮肤，以降低复发风险。切除皮肤的范围较大时则有可能需要植皮。

生长快的乳房肿块一定是肉瘤吗

不一定。有些良性肿瘤生长也很迅速，如青少年期的巨大纤维腺瘤等。

为何年轻女性的肉瘤
被误诊为纤维腺瘤切除后很快又长出来

切除肉瘤的手术方式与纤维腺瘤切除术不同，肉瘤切除范围较纤维腺瘤大，不仅是瘤体本身，还要切除距瘤体外至少3厘米以上的组织，标准的纤维腺瘤切除术式无法彻底清除周围肉瘤组织，因此极易复发。

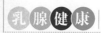

为何同一部位反复切除的"纤维腺瘤"需警惕肉瘤

同上一问题，若排除纤维腺瘤未切除彻底的情况后，在同一部位反复复发则需要考虑肉瘤的可能，标准的纤维腺瘤切除术式不足以完整切除肉瘤病灶，必定会在同一部位反复复发。另外，个别患者在病理诊断上鉴别纤维腺瘤和肉瘤会有困难。

乳腺肉瘤有哪些预防措施

遗憾的是，对于这种严重影响女性健康的乳腺疾病，从饮食的角度或药物角度看，目前还没有有效的预防方法，还是以定期检查、早期发现、早期治疗为原则，争取做到早发现、早诊断、早治疗，取得好效果。

乳腺肉瘤手术后多长时间复查一次较安全

术后每3个月查1次，2年后每3~6个月查1次。

（本章编者：徐红 李媛）

参考文献

［1］ 马祥君, 汪洁, 孔令伟, 等. 哺乳期急性乳腺炎四级预防方案的可行性[J]. 中国妇幼保健, 2010, 17:2335 – 2338.

［2］ 徐红, 卢振群, 杜倩, 等. 微创旋切术在中重度男性乳房发育症治疗中的临床应用[J]. 中华乳腺病杂志（电子版）, 2012, 05:570 – 576.

［3］ 李从林, 周高东, 孙正娌, 等. 急性乳腺炎并乳房脓肿的手术治疗[J]. 黑龙江医学, 2014, 05:581.

［4］ 张雅娟, 张伟清, 陈尔英. 哺乳期急性乳腺炎分期防治疗效评估[J]. 中国妇幼保健, 2014, 02:201 – 203.

［5］ 朱鹏, 王雪丽. 急性乳腺炎的社区预防与治疗[J]. 上海医药, 2012, 22:41 – 43.

［6］ 马文建. 哺乳期急性乳腺炎206例治疗分析[J]. 中国美容医学, 2012, 10:170 – 171.

［7］ 何湘萍, 马祥君, 陈颖, 等. 哺乳期急性乳腺炎发病初期非抗生素治疗研究[J]. 中华乳腺病杂志（电子版）, 2012, 06:691 – 694.

［8］ 宁平, 刘泽宇, 陈军, 等. 哺乳期乳腺炎临床分型及个体化治疗策略的探讨[J]. 中华乳腺病杂志（电子版）, 2013, 04:245 – 249.

［9］ 刘亚航. 乳腺增生症的临床治疗分析[J]. 中国医药指南, 2013, 35:440 – 441.

［10］ 谷丽艳, 易佳丽, 樊延宏, 等. 中医药疗法治疗乳腺增生研究进展[J]. 辽宁中医药大学学报, 2014, 01:173 – 176.

［11］ 钟文莲, 吴双, 史晓蓉, 等. 已婚妇女乳腺增生危险因素分析[J]. 中国妇幼保健, 2014, 02:205 – 207.

［12］ 刘炜娟. 彩色多普勒超声诊断乳腺增生疾病及临床意义[J]. 中国医药指南, 2014, 14:185.

［13］ 王桂玲, 任连成, 刘春香. 乳腺增生与乳腺癌相关性研究[J]. 中国医药导刊, 2014, 06:972 – 973.

［14］ 周进春. 乳腺小叶增生治疗进展[J]. 包头医学, 2013, 02:72 – 73.

［15］ 伍娟飞, 贾冬爽, 余文秀. 女性乳腺增生的疗养保健分析[J]. 中国疗养医学, 2013, 09:826 – 827.

［16］ 杨晓丽. 乳腺浸润性导管癌和纤维腺瘤的超声诊断[J]. 吉林医学, 2014, 07:1395 – 1396.

［17］ 徐玲, 王殊. 乳腺纤维腺瘤的诊断与治疗[J]. 中华乳腺病杂志（电子版）, 2014, 02:88 – 91.

［18］ 叶园园, 陈园园, 杜志勇, 等. 扩大乳晕缘合并微整形在巨大乳腺纤维腺瘤手术中的应用[J]. 上海医药, 2014, 12:6 – 9.

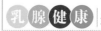
［19］ 吴妍妍, 谢玉妍. 环乳晕小切口治疗乳腺纤维腺瘤的临床疗效观察[J]. 中国肿瘤临床与康复, 2014, 07:850 – 851.

［20］ 王增志, 朱峰. 乳腺巨纤维腺瘤诊治分析（附8例报告）[J]. 中国社区医师（医学专业）, 2013, 08:52.

［21］ 韦强, 谭旭艳. 乳腺纤维腺瘤的超声图像与病理对照研究[A]. 中华医学会超声医学分会. 中华医学会第十三次全国超声医学学术会议论文汇编[C]. 中华医学会超声医学分会, 2013:1.

［22］ 王永霞, 张爱玲, 黄珂铭, 等. 麦默通乳腺微创旋切术与传统手术的对比研究[J]. 中华肿瘤防治杂志, 2010, 17（8）:615 – 618.

［23］ 石剑, 傅建民, 丘禹洪, 等. EnCor真空辅助旋切系统在多发性乳腺肿物微创切除术中的应用[J]. 中国微创外科杂志, 2011,（07）:593 – 595.

［24］ 李瑞, 王张平. 浆细胞乳腺炎64例临床分析[J]. 中外医疗, 2010, 24（7）:114.

［25］ Al-Khawari HA, Al-Manfouhi HA, Madda JP, et al. Radiologic Features of Granulomatous Mastitis. The breast journal, 2011.17（6）:645 – 650.

［26］ 杨剑敏, 王颀, 张安泰, 等. 导管周围乳腺炎与肉芽肿性乳腺炎的临床鉴别与处理. 中华乳腺病杂志（电子版）. 2011,（5）:306 – 312.

［27］ 刘小敏, 孙利国, 支珍, 等. 浆细胞性乳腺炎诊治体会[J]. 甘肃医药, 2011, 30（2）:103.

［28］ 谭文莉, 陆孟莹, 黄学菁, 等. MRI在浆细胞性乳腺炎分期中的价值[J]. 临床放射学杂志, 2011, 30（4）:492 – 495.

［29］ 徐鲲, 刘小丰, 杨德同. 浆细胞性乳腺炎的外科治疗[J]. 现代肿瘤医学, 2012, 20（12）:2524 – 2526.

［30］ 张云, 徐红. 浆细胞性乳腺炎的研究进展[J]. 武警医学院学报, 2010, 19（6）:506.

［31］ 李雪平, 吕金利, 杨世伟. 安珂旋切系统在副乳治疗中的应用[J]. 局解手术学杂志, 2013, 02:178 – 179.

［32］ 刘昌, 秦红, 杨咏华, 等. 腋下副乳的整形外科治疗[J]. 江苏医药, 2013, 10:1212 – 1213.

［33］ 陈超. 不同生理期副乳腺患者高频超声特征分析[J]. 医学理论与实践, 2013, 12:1632 – 1633.

［34］ 田秀芳, 翟震, 智英辉, 等. 副乳癌与常规胸部乳腺癌的临床病理特征及预后比较[J]. 山东医药, 2013, 13:76 – 78.

［35］ 储呈玉, 邹强. 乳头溢液的诊疗进展[J/CD]. 中华乳腺病杂志（电子版）, 2013, 7(2):111 – 116.

［36］ Tang SS, Twelves DJ, Isacke CM, et al. Mammary ductoscopy in the current management of breast disease[J]. Surg Endosc, 2011, 25(6):1712 – 1722.

参考文献

［37］ 斯岩, 王水, 肇毅. 乳管镜诊治乳头溢液980例分析[J]. 江苏医药, 2012, 38(21):2531 – 2533.

［38］ 马榕, 张凯. 乳腺原发性血管肉瘤的临床病理特征及术式选择[J]. 中国实用外科杂志, 2013, 03:244 – 246.

［39］ 张玲, 廖昕, 徐维敏, 等. 乳腺肉瘤的X线和超声表现分析[J]. 临床放射学杂志, 2013, 06:793 – 797.

［40］ 徐丞君, 杨沐, 贾勇圣, 等. 乳腺血管肉瘤的临床特征和预后分析[J]. 中国肿瘤临床, 2013, 20:1232 – 1235.

［41］ 蒋奕, 刘剑仑. 微创旋切系统在乳腺肿瘤诊疗中的应用: EnCor与Mammotome的对比研究[J]. 中国微创外科杂志, 2011, (12):1063 – 1065.

［42］ 陈剑平, 于昌盛, 方芳, 等. 微创旋切技术在乳腺多发性肿块手术中的应用[J]. 皖南医学院学报, 2013, 01:20 – 22.

［43］ Kim MJ, Park BW, Kim SI, et al. Long – term follow – up results for ultrasound – guided vacuum – assisted removal of benign palpable breast mass[J]. Am J Surg, 2010, 199(1):1 – 7.

［44］ 姚成才, 蒋俊, 蒋丽, 等. 彩超引导下 Encor微创旋切术在触诊阴性乳腺微小病灶中的应用[J]. 微创医学, 2013, 05:540 – 542.

［45］ 李乃刚, 杨敏, 耿伏果. Encor真空负压旋切系统在乳腺良性肿物切除术中的应用[J]. 中国微创外科杂志, 2012, (08):698 – 700.

［46］ 邵志敏.《中国抗癌协会乳腺癌诊治指南与规范》基本要点解读[J]. 中国实用外科杂志, 2011, 10:915 – 917.

［47］ 何建超, 徐红, 杜倩. 乳腺肿物行微创旋切术疗效分析[J]. 中国临床保健杂志, 2012, 01:56 – 58.

［48］ 路东晓, 庄小泉. 男性乳房发育症诊治分析[J]. 华西医学, 2013, 04:573 – 575.

［49］ 洪天姿, 李文炼, 王怀帅, 等. 托瑞米芬治疗男性乳房发育的应用研究[J]. 中国实用医药, 2014, 08:188 – 190.

［50］ 周菲菲, 夏良平, 王曦, 等. 72例男性乳腺癌患者临床病理特征和预后分析[J]. 中国肿瘤临床, 2010, 22:1296 – 1299.

［51］ 吴雅媛, 王彤, 刘红. 男性乳腺癌125例患者的临床病理特征与生存分析[J]. 肿瘤, 2012, 10:805 – 810.

［52］ 王冰, 常贵建, 措洋, 等. 乳腺Paget's病的临床病理特征分析[J]. 现代肿瘤医学, 2013, 04: 770 – 772.

［53］ 张弛, 段学宁. 乳腺Paget病诊断及治疗[J]. 中国实用外科杂志, 2013, 03:184 – 186.

［54］ 王川来, 余小蒙. 乳头湿疹样病变74例刮片细胞病理学检查分析[J]. 中国现代医药杂志, 2013, 02:19 – 22.

［55］贺红娟, 贺冰洁. 健康教育对乳腺癌患者术后生活质量的影响[J]. 河南外科杂志, 2010, 16(4):110 – 112.

［56］宓兵. 乳腺癌钼靶X线表现分析(附56例报告). 中国中西医结合影像学杂志, 2010, 8(4):370 – 371.

［57］田满福, 韩波. 检测CA199、CA125、CA15 – 3 及CEA 在肿瘤诊断中的意义[J]. 临床和实验医学杂志, 2010, 9(7):483 – 485.

［58］Kyranou M, Paul SM, Dunn LB, et al. Differences in depression, anxiety, and quality of life between women with and without breastpain prior to breast cancer surgery[J]. Eur J Oncol Nurs, 2012, (doi: 10. 1016/j. bbr. 2011. 03. 031).

［59］柳光宇, 沈镇宇. 乳腺癌前期病变的诊治进展[J]. 中国癌症杂志, 2010, 10(5):466 – 467.

［60］顾秀娟, 孙心平, 散志华, 等. 彩色多普勒超声在乳腺小肿块鉴别诊断中的价值. 中国超声医学杂志, 2010, 26(1):29 – 31.

［61］王强, 胡国栋. 乳腺病变MR诊断及鉴别诊断价值[J]. 实用放射学杂志, 2010, 26(8):1181 – 1184, 1190.

［62］王若曦, 王水. 乳腺癌ER、PR及HER-2在原发灶和转移灶之间表达关系的研究进展[J]. 江苏医药, 2013, 39(8):985 – 961.

［63］韩东兴, 严琳, 陈云霞, 等. 老年性乳腺癌的特点及个体治疗[J]. 实用癌症杂志, 2011, 26 (3) :277 – 278.

［64］刘琳琳, 张丽赢, 索艳英. 肿瘤患者化疗期间的饮食护理[J]. 临床合理用药, 2012, 8(5):131.

［65］魏文波, 谢祥红, 陈纬. 肿瘤标志物联合检测在乳腺癌早期诊断中的应用[J]. 现代生物医学进展, 2011, 11 (9) :1754–1756.

［66］刘琳琳, 张丽赢, 索艳英. 肿瘤患者化疗期间的饮食护理[J]. 临床合理用药, 2012, 8 (5) :131.

［67］覃军, 梁品琪. 乳腺癌486例手术后并发症分析[J]. 中国误诊学杂志, 2010, 10 (10) :2407 – 2408.

［68］马榕, 张凯. 乳腺原发性血管肉瘤的临床病理特征及术式选择[J]. 中国实用外科杂志, 2013, 03:244 – 246.

［69］张玲, 廖昕, 徐维敏, 等. 乳腺肉瘤的X线和超声表现分析[J]. 临床放射学杂志, 2013, 06:793 – 797.

［70］徐惠君, 杨沐, 贾勇圣, 等. 乳腺血管肉瘤的临床特征和预后分析[J]. 中国肿瘤临床, 2013, 20:1232 – 1235.

［71］李俊杰, 邵志敏. 乳腺分叶状肉瘤诊疗进展[J]. 复旦学报 (医学版) , 2008, 02:308 – 310.

参考文献

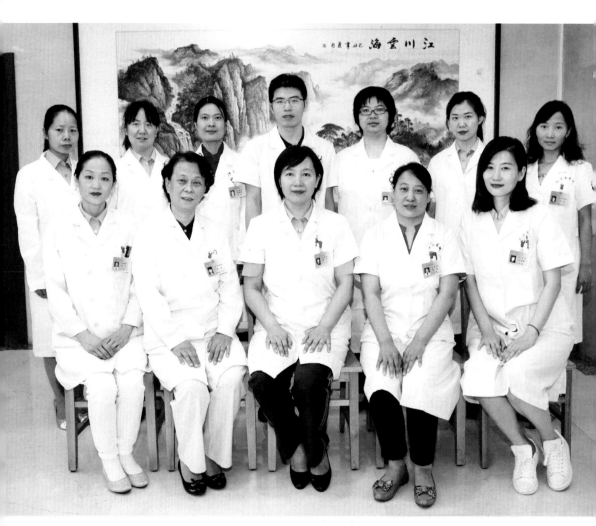

武警总医院乳腺科室合影